你一定 用正念和繪畫
緩解焦慮和憂鬱

做得到)

You Can Do All Thing

Drawings, Affirmations and Mindfulness to Help With Anxiety and Depression

凱特·艾倫 (Kate Allan) ── 著　李曉燕 ── 譯

推薦文

"任何一個人，都有可能被焦慮、壓力和沮喪毀掉自己的一天。當今的世界節奏加快，壓力也隨之變大，因此我們需要每天進行正念的練習。凱特‧艾倫（Kate Allan）創作的這本 **《你一定做得到》** 不同尋常，將智慧、幽默與美麗融入了書中。如果感到焦慮、不舒服或是不知所措，這本書都可以陪伴你左右。在她創作的「最近的凱特（TheLatestKate）」部落格中，配有很多溫暖的插圖和智慧的語言，如果每天花幾分鐘時間來思考一下，能夠鼓勵你應對即將要面對的任何挑戰。這是一本每個人都可以反覆閱讀的書。

——珊‧裡夫（Susan Reeve）

《治癒心靈：寬恕的力量可以治癒一顆破碎的心》
（Heart Healing: The Power of Forgiveness to Heal a Broken Heart）作者

"凱特‧艾倫（Kate Allan）的藝術作品一直傳遞著令人難以置信的積極信念，我非常喜愛它們。現在更是出書了！一聽到她正在整理這本書，我已經迫不及待想要看了。書中有著美麗的藝術和令人鼓舞的話語，可以幫助我平息焦慮，度過最艱難的日子。"

——貝卡・安德森（Becca Anderson）

《想著幸福才能真的幸福》（Think Happy to Stay Happy）作者

"在凱特的書中，我看到了很多自己的影子。在此之前，我也被負面情緒傷害，卻不自知，也不能準確地用語言將自己的負面情緒表達出來，這本書的神奇之處就在於作者把我內心這些敏感的想法用語言清晰地表達了出來。閱讀這本書的時候，我經常會恍然大悟。凱特以充滿希望而獨特的方式來解讀絕望感；另外，她對於一段關係中不夠自信的解讀也是我非常喜歡的地方。她的這些見解對我們的生活會產生深遠的影響。當我們對自己有了更清晰的認知後，就有能力支持自己，找到自己真正的需求。

凱特（Kate）在書中的話語真實誠懇，插圖振奮人心，提出的建議切實可行，她鼓勵著我們繼續努力與前進。她提醒我們，即使事情看起來很糟，仍然可以堅持不懈。這本書就像一位摯友，給予我們真誠、簡潔、慷慨的支持。這本書始終陪伴著你，讓你時刻感知自己的力量。

——珊瑪格麗塔・塔塔科夫斯基（Margarita Tartakovsky）

PsychCentral（美國心理健康資訊網站）作家兼助理編輯

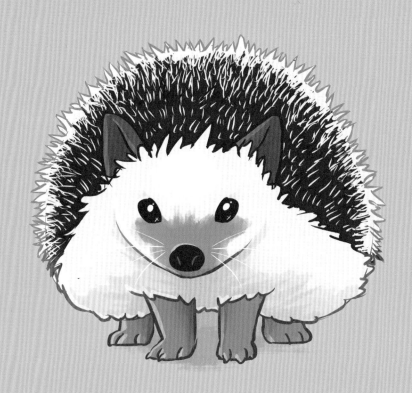

Contents

第 一 章　當我感到焦慮的時候　　　　　　　　　　**16**

第 二 章　當我感到不自信的時候　　　　　　　　　**43**

第 三 章　當我感到沮喪的時候　　　　　　　　　　**65**

第 四 章　當我感到不知所措的時候　　　　　　　　**103**

第 五 章　當我感到絕望的時候　　　　　　　　　　**140**

第 六 章　當我感到糟糕透頂的時候　　　　　　　　**172**

Foreword

前言

當你感到焦慮或沮喪時,就會感到孤獨,好像世界上只有自己一個人在掙扎,有著奇怪而揮之不去的煩惱。一去雜貨店,你就汗流浹背、緊張、恐慌,感覺一切都那麼可怕。

這些痛苦持續不斷並無情地糾纏著你,你的內心感到一片空虛,覺得微不足道的小事就足以把自己擊垮。

你討厭自己,討厭一切事物,覺得自己失敗而懦弱。

對此你深信不疑,覺得自己天生就有問題,希望自己能像一個"正常"人。

這個時候,如果有人和我們有著同樣的心路歷程,能瞭解我們的悲傷、掙扎以及艱辛,這就是我們能收穫的最棒的禮物。我們可以去聯繫他們，與他們分享自己的故事，而他們對我們懷著悲憫，卻不帶任何偏見。

　　這本書就是凱特・艾倫（Kate Allan）送給我們的禮物。在書中，凱特分享了自己從小就因為焦慮與沮喪而備受折磨的經歷，之後，她又深入介紹了其他令人痛苦的情緒，例如自我厭惡與絕望，然而這些情緒往往都伴隨著焦慮和沮喪。

　　在凱特的書中，我看到了很多自己的影子。在此之前，我也被負面情緒傷害，卻不自知，也不能準確地用語言將自己的負面情緒表達出來，這本書的神奇之處就在於作者把我內心這些敏感的想法用語言清晰地表達了出來。

　　閱讀這本書的時候，我經常會恍然大悟。凱特以充滿希望而獨特的方式來解讀絕望感；另外，她對於一段關係中不夠自信的解讀也是我非常喜歡的地方。

她的這些見解對我們的生活會產生深遠的影響。當我們對自己有了更清晰的認知後，就有能力支持自己，找到自己真正的需求。

凱特（Kate）在書中的話語真實誠懇，插圖振奮人心，提出的建議切實可行，她鼓勵著我們繼續努力與前進。她提醒我們，即使事情看起來很糟，仍然可以堅持不懈。

這本書就像一位摯友，給予我們真誠、簡潔、慷慨的支持。這本書始終陪伴著你，讓你時刻感知自己的力量。

當你內心感到掙扎、質疑自己，尤其是渴望不再掙扎的時候，可以拿起這本書，並要時刻記住：你是有價值的，你值得擁有幸福。

繪畫和寫作是凱特重要的藝術表達方式，她的插畫除了能鼓舞我們之外，還可以啟發我們創作，為自己發聲，表達出縈繞在我們內心的想法，提出自己的主張。

　　我們可以站出來為自己說話，這是一種強大的力量。**時刻告誡自己：掙扎真實存在，但我們並不會受困於此，我們會更加強大。**

　　感謝凱特分享她的故事，我會隨時把這本書帶在身邊，並時刻提醒自己。

瑪格麗塔・塔塔科夫斯基

瑪格麗塔・塔塔科夫斯基 (Margarita Tartakovsky) 女士是 PsychCentral（PsychCentral 是互聯網上規模最大、歷史最悠久的獨立心理健康線上資源）的作家兼副編輯。她的寫作無所不包，從焦慮與注意力缺陷多動障礙（ADHD）寫到創造力與夫妻，再到自我同情和自我照顧等各個方面。她還定期為線上專欄《靈性與健康》寫作。她與丈夫布萊恩和女兒麗莉生活在佛羅里達州。

Foreword

引言

　　故事時間到了，你準備好了嗎？請拿起一杯茶，放鬆一下自己。雖然這不是一個讓人開心的故事，但卻是我自己的真實經歷，我很願意與你分享。

　　我的人生其實經歷了不少曲折，基本上都發生在精神健康層面上。小時候，我一直表現得不太正常，時常覺得不知所措，完全不知道怎麼做一個"正常人"。事實上，我正在經歷一個不同於常人的童年，而我對此一無所知。我的父母都信仰宗教，我在他們嚴格的養育下長大，在幼兒時期沒有接受過太多的教育，還被尚未確診的焦慮症所折磨。

　　七歲時，父母送我進入了公立學校。這時，我就是一個傻乎乎的小孩。雖然之前認識過幾個字，但沒有真正學習過拼音，因此要重新學習如何閱讀。我從小只認識教堂的小夥伴們，所以也不知道怎麼去與陌生人交朋友。身為一個半聾、眼淚汪汪、害羞又愛流眼淚的人,對於混亂的操場環境,我完全無法適應。所以,我決定起碼要弄清楚怎麼做一個 "正常人" ,並且期待能過正常人的生活。

三年級的時候,我在梅爾迪安夫人的幫助下,學會了怎麼發音**和**怎麼交朋友。很簡單,你只需要走到一個小朋友面前,模仿他做的事情,然後說:"這支馬克筆很好聞。"他就會回答:"沒錯。"這樣你們就成了朋友。一般情況下,半聾很難被治癒,不過我發現,如果你告訴別人自己有聽力障礙,他們有時候會記住這一點,從此就不會因為你沒有聽清楚他們說的話而懊惱(通常會有 20% 的成功率)。識別並找到問題所在非常重要,一旦你確切知道自己面臨的問題,你就可以嘗試解決這個問題。

小學我算是熬過來了,接下來,青春期來了,此時,**抑鬱就會經常發生**。抑鬱的時候,我們**很**難辨別和確認問題出在哪裡。如果你也經歷過的話,一定能明白我的意思。好像所有的錯事都是因我而起。然而,我並沒有意識到自己有精神疾病,我只是覺得很傷心,總想問自己 "我為什麼高興不起來?" 我感到非常羞愧、不知所措。

因為無法解決抑鬱和焦慮，我的生活開始淪陷。我感到自己與周圍的一切被割裂，漸漸變得格格不入。隨著學業逐漸緊張，壓力逐漸增大，我開始變得每天驚恐不斷。高二時，父母同意我退學回家，我開始"在家學習"並且得到了克里斯·洛克（Chris Rock）所說的 **GED** 文憑 *。因為不必外出上課，我與朋友失去了聯繫，所以變得非常孤獨。因為沒有動機、沒有方向，我在學業上落後很多，也開始自怨自艾。

十幾歲到二十幾歲期間，我有著強烈的自我厭惡感，感覺一切事物都無法達到我的預期。我無法理解為什麼別人都能全面投入且大膽地做事，對生活時刻充滿興趣，保持快樂和活潑的心態。我戴著一個虛假的微笑面具行走，只是為了滿足社會的要求。

與同齡人相比，不管是拿駕照、約會還是上大學，我都慢半拍，並且獲得學位的時間也比大多數人長很多。這個世界對於我來說充滿危險，成功與幸福無疑是我無法企及的事物。

---

*GED(General Educational Development) 是一個標準測試，通過了 GED 測試表明達到了美國高中畢業的水準（相當於獲得高中畢業文憑）

　　到底是什麼讓我發生了改變？有一次，我在流覽網頁的時候，看到了藝術家魯比·艾略特（Ruby Elliot）的一本關於精神疾病的漫畫。在這本書中，她用簡潔的語言描寫了自己身患抑鬱症而產生的絕望和自我厭惡感，此時，我意識到自己並不孤單。從此，我開始尋找自己掙扎的根源，也重新拾起了生活中的目標。

　　此後，我又在互聯網上搜索到一個線上精神疾病的社團，幸運的是，我找到了一個很棒的社團。很多人在這社團上談論他們離開家時遇到的困難，例如因社交焦慮而產生的孤獨感，他們常常感到生活毫無意義，對著鏡子時，大腦裡充滿了想要自我虐待的想法。其中有幾個人談到了他們正在接受的治療，因此我決定去試一下。

　　我找到了一位和善的心理學家，他很快就診斷出我患有廣泛性焦慮症（Generalized Anxiety Disorder）。對於大多數人來說，這足以讓人感到非常焦躁，但我卻深感釋懷。在我瞭解真相之後，反而能夠與人交流、接受有益的治療和應對技巧，並找到了面臨類似困境的人。

　　我發現，焦慮和抑鬱的感受經常相互交織在一起，當我感到恐懼和不知所措時，大腦就預設為"情況是令人絕望的"，並且會出現嚴重的抑鬱症狀。隨後，我又發現畫可愛的動物和寫下鼓勵人心的話語可以幫助我應對這種糟糕的情況。我覺得與人分享自己的感受能有效幫助對抗大腦中浮現的負面情緒。

　　因此，我撰寫了**《你一定做得到》**。這是一本情緒指導手冊，寫給像我一樣會討厭自己，不清楚怎麼應對自己遇到的困境的讀者。這本書中囊括了所有我使用過的策略、主張和應對辦法。這些幫我度過了艱難時期，無論是輕微的擔心還是時常出現自殺念頭的時候。

　　事實上，我們有時候會覺得做點小事情都非常困難，我自己也深有體會。比如，你在閱讀這本書的時候，我可能正在寫一封必須完成的郵件，雖然遇到了困難，但我**一定**會寫完。這也是本書想要傳達給你的信念，當你覺得無法完成一件事情的時候，請想辦法堅持下去。雖然書中的內容不能解決有關焦慮症和抑鬱症的所有問題，但卻是我所學到的消除自己的精神障礙的經驗總結。如果你內心的聲音讓你無能為力或是阻止你完成某些事情，書中的插畫和文字會幫助你克服內心的聲音。事實上,通過堅持不懈地付出努力,你完全可以做好你**想做的任何事**。

所以,如果你也正在經歷艱難的時刻,請跟著我。我把本書整理成不同的章節,我將講述那些最令我苦惱的感受。在每一章中,你都能看到色彩豐富以及動人心弦的樹木和動物,以及在我最低谷的時期給予我莫大幫助的應對技巧。

親愛的讀者們,我想讓你知道最重要的一點是,你並不孤獨。無論是寂寞、悲傷、自我厭惡還是難以找到目標,成千上萬的人都與你經歷著相同的困境。我一次又一次地跌入谷底,由於他人的幫助和自己的決心,我又重新爬了起來。我希望通過分享自己學到的知識,讓他人不再承受我曾經面臨的痛苦經歷。藝術創作幫助了我,我希望也能夠幫助到你。

CHAPTER 1
第一章

當我感到焦慮的時候

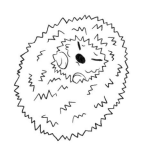

對我來說，感到焦慮是生活中再正常不過的事情。直到最近，我才體會到不焦慮是怎樣的感覺。

我從小就沒有安全感。父母帶我去操場，我就會躲在兒童攀爬架下面。父母和老師總是會嘗試把我介紹給其他孩子，我卻無法與他們交流。

我幾乎每時每刻都充滿恐懼，一有人看我，我就緊緊地盯著他們看。除非在一個我覺得非常安全的地方，那就是我的臥室或者爺爺奶奶家裡。焦慮從小就已經根植於我的大腦中。

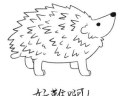

好難啊！

在二十四歲的時候，我被診斷出患有「廣泛性焦慮症」，當時我已經不能表現得像一個正常人一樣。我將焦慮的情緒隱藏起來，讓自己看起來像一個普通人一樣：例如我能夠開車、與他人建立關係、正常工作以及參加社區大學的課程，但我還是**充滿**焦慮。

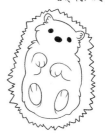

我很欣賞你

在我的狀態看似還 "不錯" 的時候，回到家後總是身心疲憊；而在狀態非常糟糕的時候就會驚恐發作、情緒失控，因此我經常退學和辭職。

更糟糕的是，因為情緒障礙，我的人際關係也受到極大的影響，我需要不斷地從別人那裡得到肯定。我會不斷地提醒自己："不，他們並沒有生我的氣。"、"對，我們仍然是朋友"、"對，他們仍然喜歡我。"

所以，對我來說，焦慮的感覺到底是怎樣的呢？這是一種緊張的精神狀態，會感覺一切都極其危險或者覺得災難隨時會來臨。沒有什麼地方或情況是安全的，沒有什麼決定是好的。我感到非常擔心，同時有消極的想法。

在了解了焦慮後，我們就知道，它只是一個大型的思想遊戲。與之對抗的秘訣在於正確認識它，在它衍變成恐慌發作之前儘早發現它。即使驚恐真的發作，也可以運用正念（認識情緒、接受情緒、了解情緒是與我們分開的）和深呼吸，把自己的認知帶回到現實中。

　　我並沒有想減輕焦慮的情緒，它仍然影響著我的日常生活。 但我知道了焦慮是可以被管理的。長久以來，我一直被焦慮所控制，真希望能早一點了解正念和認知行為療法，因為它們讓我再次表現得像正常的成年人一樣。

　　生活中充滿希望。事實上，有很多應對和治療焦慮症的方法，我相信**每個人**都能獲得幫助。每個人都不應該永遠被恐懼所控制。

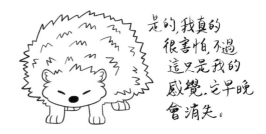

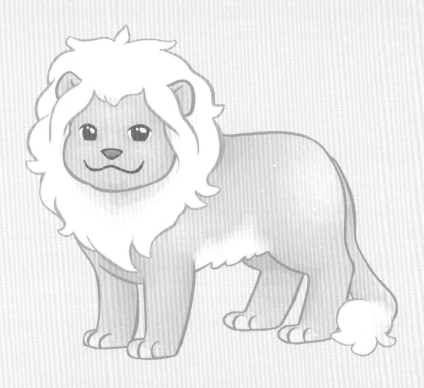

你安全了，你會好起來的！

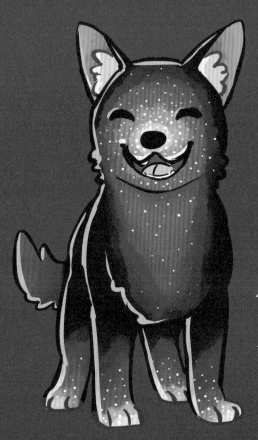

別被焦慮
矇騙了。

没有
厄運
降臨
你把事情
處理得
很好。

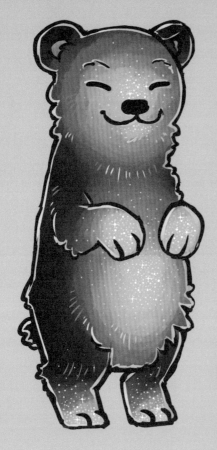

有多少次
你覺得
事情會失控，
可是最後
卻安然
度過？

你的
焦慮，
不代表
真的會
真實發生。

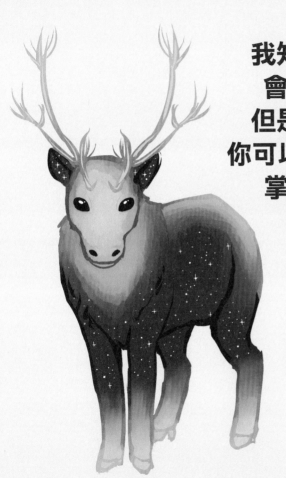

我知道你
　會感到焦慮，
　但是你忘記了
你可以完全
　掌握的
　　部分。

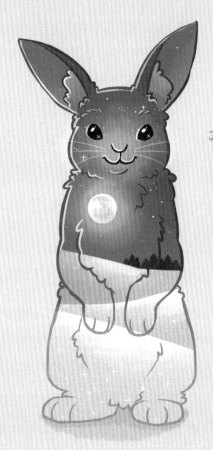

可以感到
不安。

害怕也沒
有關係。
這些情緒
不會阻擋你
成功。

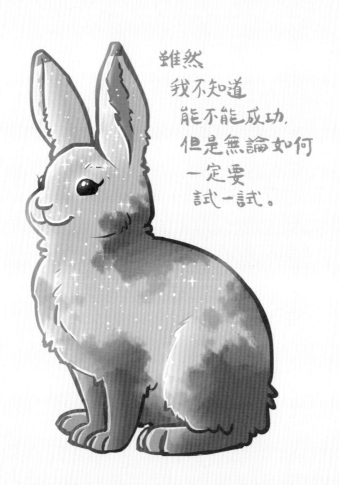

雖然
我不知道
能不能成功,
但是無論如何
一定要
試一試。

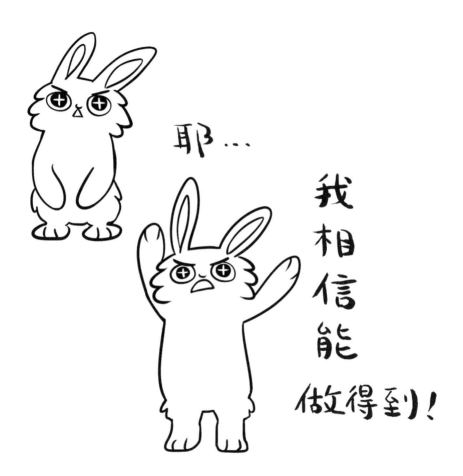

耶...

我相信能

做得到！

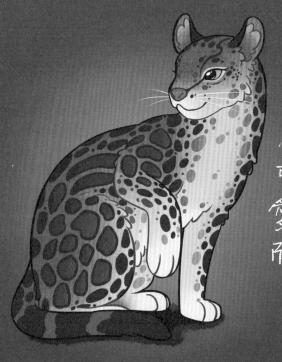

害怕也没有關係,但請盡可能的愛惜自己,而不讓自己感到恐懼。

你
一定
會
熬過去
的！

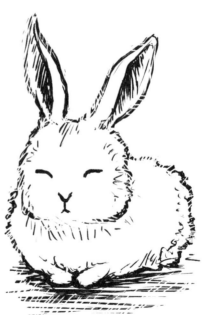

無論
今天會
發生什麼事
你都會
度過難關。

你夠努力了。
一切都會好起來的。

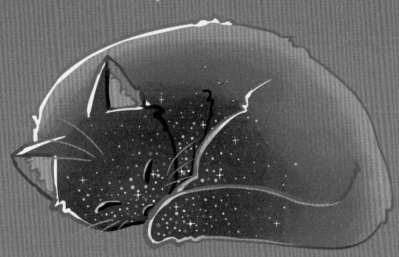

感到擔憂
不意謂著
會發生
不好的
事情。

你會找到
方法度過
這個
難關。

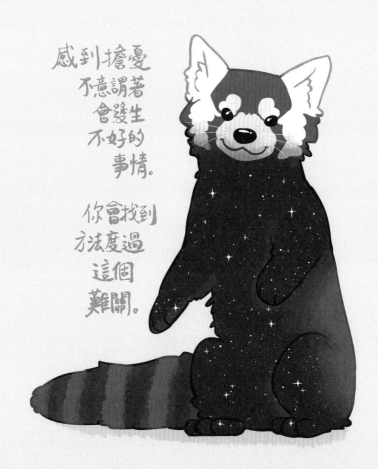

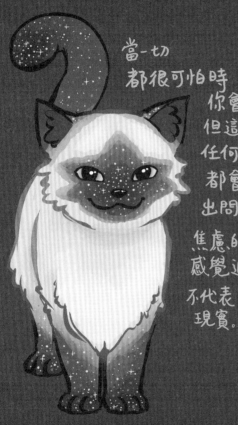

當一切
都很可怕時
你會感到脆弱,
但這並不意謂著
任何事情
都會
出問題。

焦慮的
感覺通常
不代表
現實。

過去令人痛苦，
未來充滿了不確定性，

就讓我們
活在當下吧。

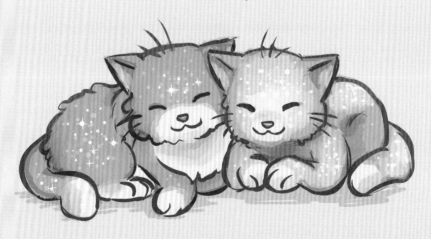

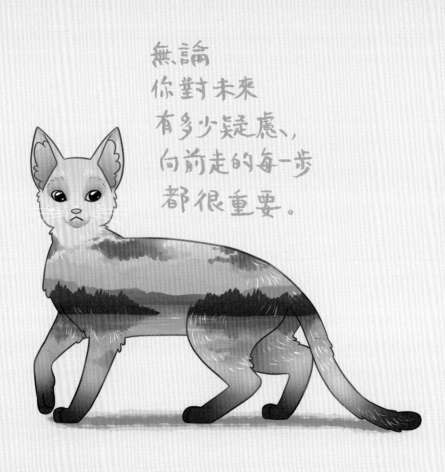

無論
你對未來
有多少疑慮、
向前走的每一步
都很重要。

一切都
會好起
來的。

請不要擔心，
所有問題都將迎刃而解。

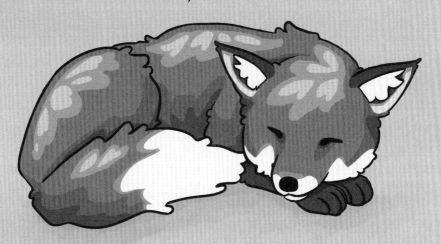

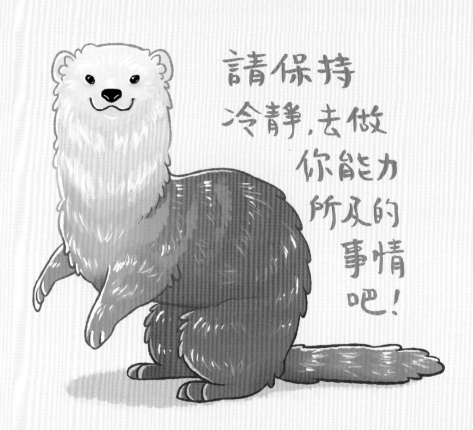

請保持冷靜, 去做你能力所及的事情吧！

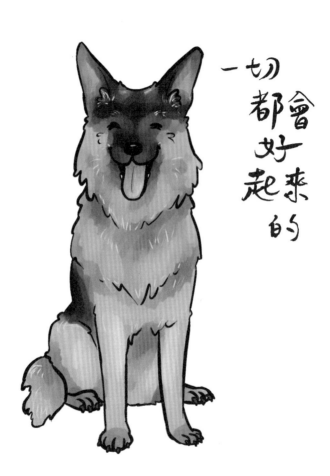

一切都會好起來的

如果你正感到焦慮，我建議你嘗試運用以下這些曾經幫助過我的方法。

鍛煉
即使走一小段路
也是有用的。

休息
給自己足夠的時間
放鬆，然後入睡。

吃健康的食物
補充身體需要的能量，
大腦就能工作得更好。

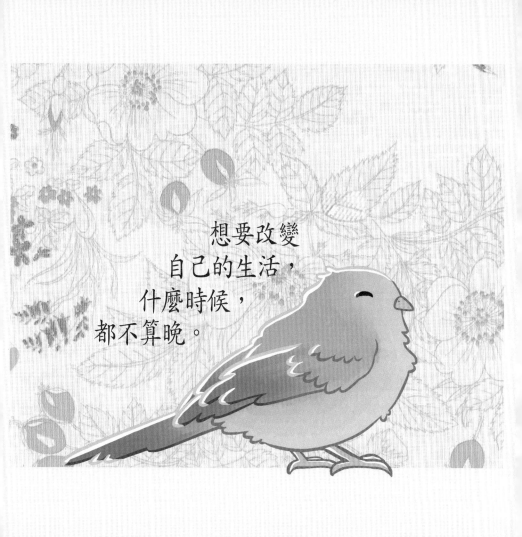

想要改變
自己的生活，
什麼時候，
都不算晚。

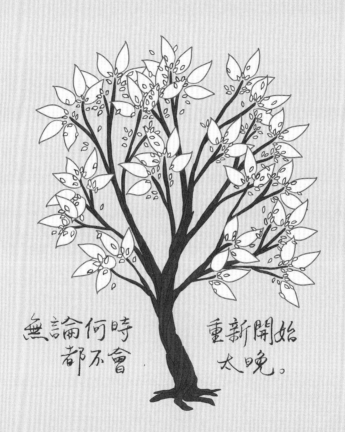

無論何時
都不會

重新開始
太晚。

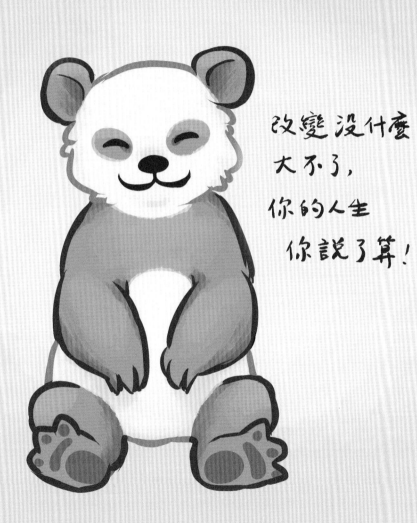

改變沒什麼
大不了,
你的人生
你說了算!

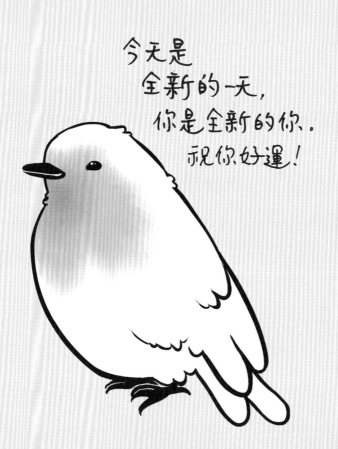

今天是
全新的一天，
你是全新的你．
祝你好運！

CHAPTER 2
第二章
當我感到不自信的時候

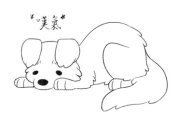
嘆氣

我要向大家坦白一件事：曾經，我以為自己什麼都做不了。我對自己想嘗試去做的所有事情都沒有什麼信心，你知道我的解決辦法是什麼嗎？我會對自己說：＂嘿，你一直覺得自己不夠好、不夠格，但你也總能想到解決的辦法。＂

冒充者綜合症（Impostor syndrome）：是一種自我懷疑、充滿不安全感或是否定自己能力，還經常伴隨恐懼，擔心被別人認為自己在＂欺騙＂他們的症狀。

讀大學期間，我當過一段時間的英文老師。有意思的是，當時我並不覺得自己的英文寫作能力或是英文理解能力很好，也沒有足夠的授課經驗，但我知道自己需要這份工作。雖然有些擔心，但我還是應聘了這個職位。

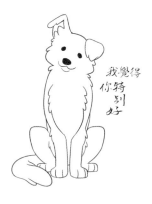
我覺得你特別好

你知道嗎？一切竟然非常順利，學生們感謝我的幫助，老闆也對我的工作表現非常滿意，我在那裡度過了一段愉快的時光。我無法想像如果自己一直聽命於腦海裡的負面聲音，我的生活會變成什麼樣。

處理人際關係是一件比較困難的事情，我總覺得自己不值得被愛和被關注，覺得自己總在佔用別人的時間，他們原本可以將這些時間花在別的地方。此外，我覺得自己不夠有趣，在與他人交往的過程中缺乏積極主動性。我解決這一問題的唯一辦法就是把注意力集中在別人身上，努力讓他們開心。我覺得自己根本就不重要，只有把我的注意力轉移到別人身上才能建立更健康的關係。

造成自卑的常見原因：
1. 權威的否定；
2. 兒童時期，孩子被沒有用心投入或忙碌的看護者照顧；
3. 被霸凌；
4. 在學業上遇到困難；
5. 遭受創傷；
6. 受約束或苛刻的信仰 ；
7. 社會與媒體帶來的影響。

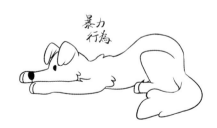

暴力行為

那我們能做些什麼呢？我將曾經幫助過我的辦法分享給你：

❤ 選擇做真實的自我，無論是在外表上還是行為上，不會為了迎合別人的標準重新定義自己。

❤ 只有你尊重和接納真實的我，我們才能開始建立相互之間的關係。

❤ 對自己和愛人坦誠內心的不安全感和面對的挑戰，並且接納它們。

❤ 像對待朋友那樣善待自己、理解自己。

❤ 重建：用理解與同情心看待過去發生的事情和做出的選擇，不做任何評判。

所以，我覺得缺乏信心並不能代表什麼，這只是大腦給我們的另一個假象，或者只是一種試圖讓我們遠離風險和失敗的奇特方法。雖然，這讓我們無法發揮自己的潛力，對自己感到厭惡，不過，我還是要說：「謝謝你，大腦！」

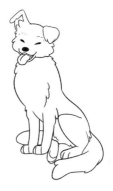

今天你不需要任何消極情緒。

再堅持一下，
成功就在眼前！

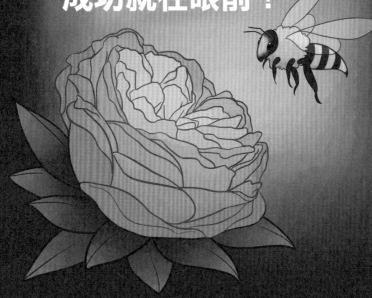

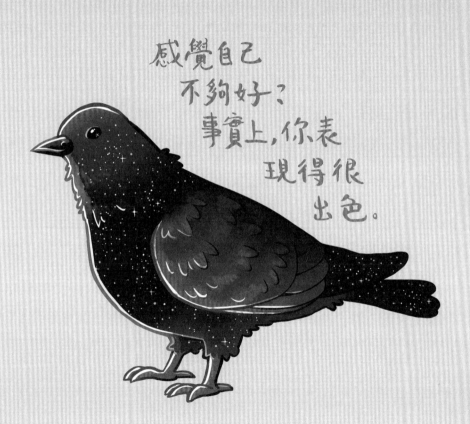

感覺自己
不夠好?
事實上,你表
現得很
出色。

你的心
　很強大，
頭腦
　很聰明；
　你
　很棒！

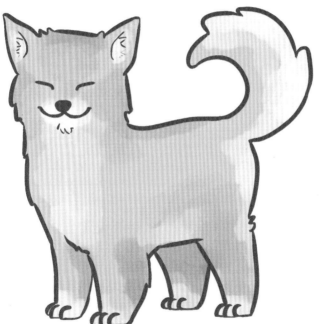

掙扎不代表失敗。你已經做得很好了。

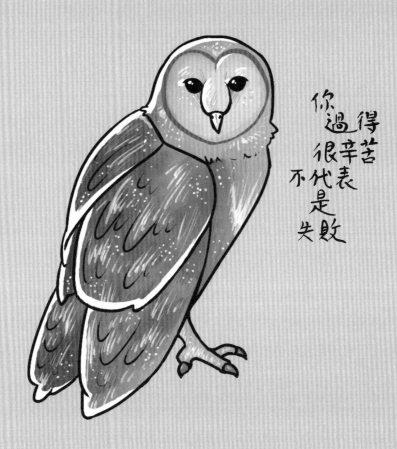

得過得辛苦
你過得很代表
不代是失敗

你盡力而為的
每件事不一定都會
成功，那也
沒有關係。

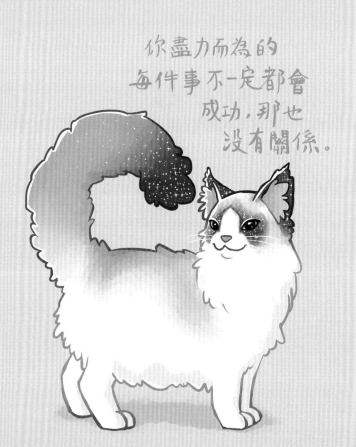

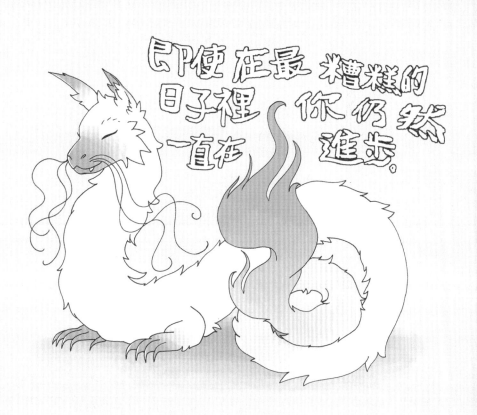

並沒有

一個 完美 的方法

你已經做得很好了。

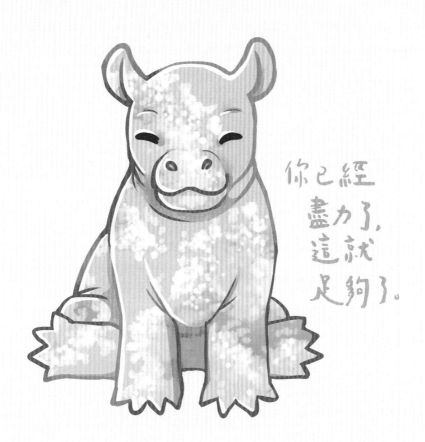

你已經
盡力了，
這就
是夠了。

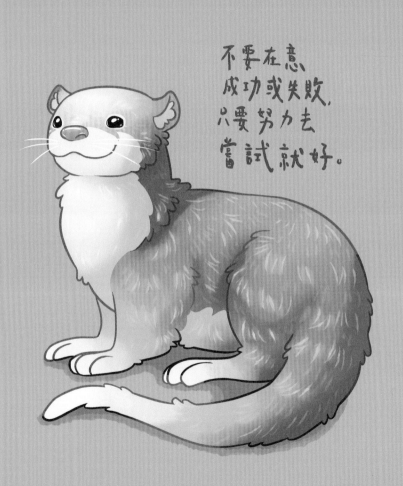

不要在意
成功或失敗，
只要努力去
嘗試就好。

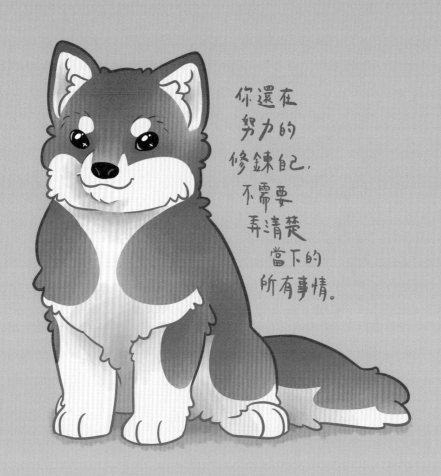

你還在
努力的
修鍊自己,
不需要
弄清楚
當下的
所有事情。

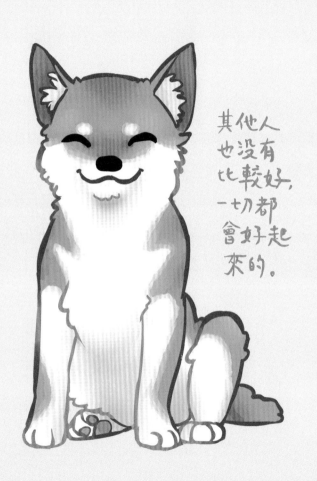

其他人
也没有
比較好，
一切都
會好起
來的。

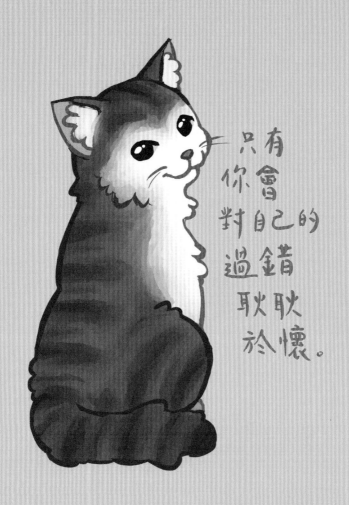

只有你會對自己的過錯耿耿於懷。

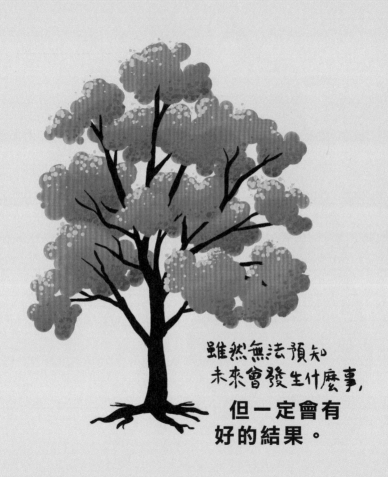

雖然無法預知
未來會發生什麼事,
但一定會有
好的結果。

如果你感到缺乏信心，我建議你嘗試運用以下曾經這些幫助過我的方法：

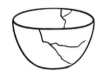

思考侘寂 *（Wabi-Sabi）
建立殘缺
也是美的觀念。

列出最近完成的
五件事情
無論大小

告訴自己這很簡單
這是一種簡單而有效的
破解大腦的辦法。

---

* 譯者注：侘寂是日本美學意識的一個組成部分，一般指的是樸素又安靜的事物，描述殘缺之美。

一切美好
的事物
你都
值得擁有

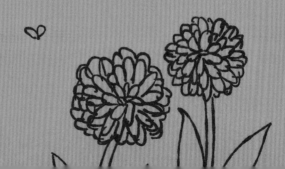

你需要好好
休息一下了

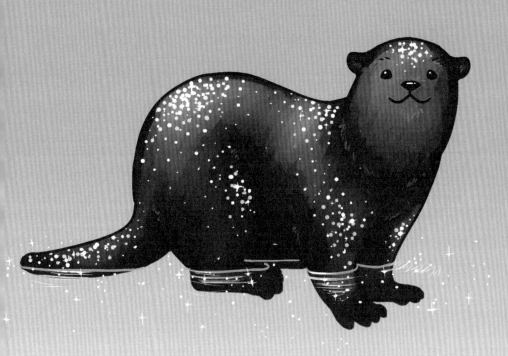

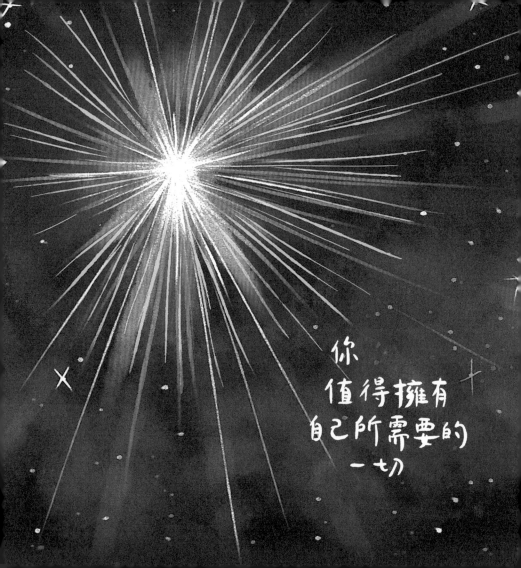

CHAPTER 3

第三章

當我感到沮喪的時候

你是否和我一樣,大腦裡總是充斥著強烈的負面的聲音,似乎總有無窮無盡的消極想法。

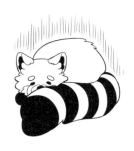

我從小就是個焦慮的孩子,所以很難結交朋友,一離開照顧我的人,我就感到很緊張,這讓老師和教會的帶領人也很沮喪,他們認為我是個問題孩子。

【自我厭惡發生的場景】

1. 當一個人發現自己的缺陷和其他社會群體看起來不同的時候。
2. 當一個人的行為與自己的標準相悖的時候 (羞愧)。
3. 當一個人感到違背了自己道德標準的時候 (愧疚)。

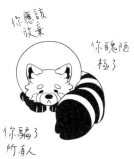

你應該放棄

你醜陋極了

你騙了所有人

多麼希望成年的我能跟當時那個懵懂的我談一談,讓她知道自己是個好孩子。雖然她感到焦慮,但傷害她的並不是這種感覺,而是成年人對待她的方式出了問題。

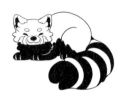

　　一些心理學家把它稱作 "關注自己的內在小孩"。老實說，我不知道這種說法的可信度有多高，但也是一個有趣的方法，即通過照顧我們內心脆弱受傷的地方來治癒自我厭惡的問題。

　　不管怎樣，我認為要像對待朋友一樣去對待自己。你會像跟朋友說話一樣與自己對話嗎？當我們看到了自己脆弱、沮喪的一面時，也需要像對待朋友那樣友善地對待自己。

　　為了記錄自己的抑鬱，我在部落格中開啟了一個項目，並將其命名為「最近的凱特」。一開始，我認為自己會收到很多負面的回饋，可是結果你猜我發現了什麼奇怪的事情？

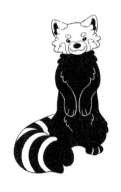

　　當向別人敞開心扉談論自己遇到的困難和不安全感時，人們的回應非常和善，他們甚至與我分享了他們的困惑。我沒有感到人們討厭我，反而找到了與我有著共同困境的一群人。

　　有時候，你最脆弱的一面反而能引發其他人的共鳴，那也是最迷人的。

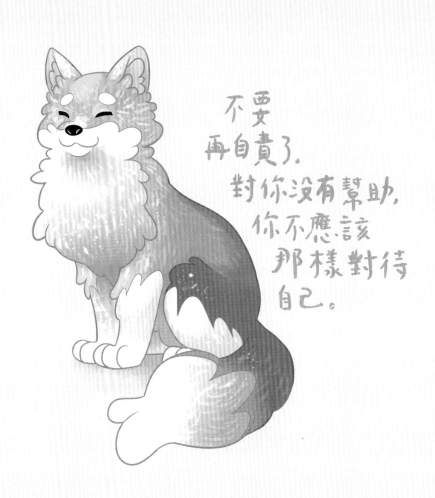

不要
再自責了.
對你沒有幫助,
你不應該
那樣對待
自己。

這是善意的
提醒,你腦
海中的頁面
聲音不是你

事實上
你是很
　樂觀的。

不要再
沮喪了。
你已經
盡全力就
好了。

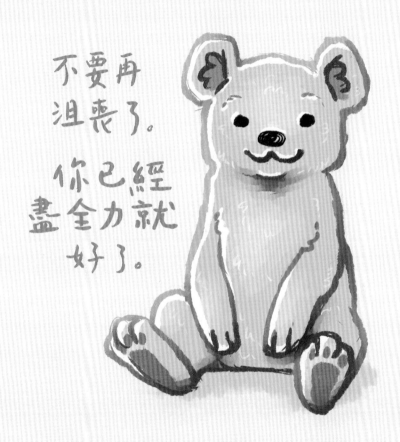

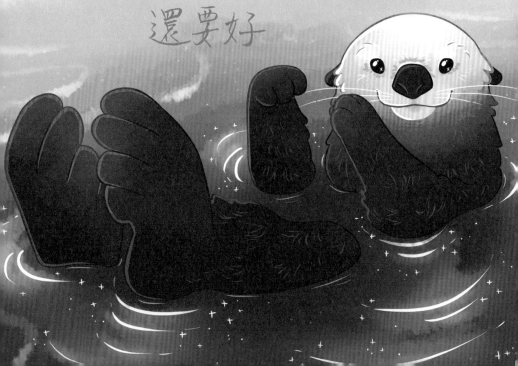

—— 辛苦也沒有關係 ——
你做得
比你想像中的
還要好

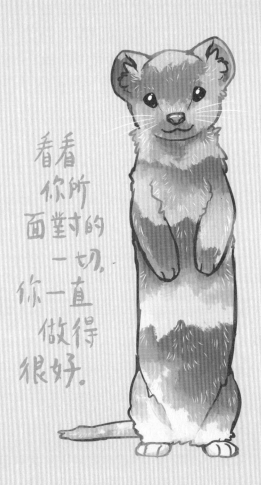

看看你所面對的一切,你一直做得很好。

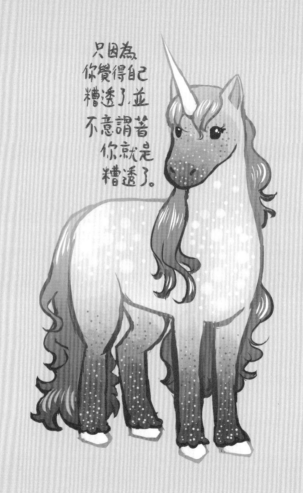

只因為你覺得自己糟透了並不意謂著你就是糟透了。

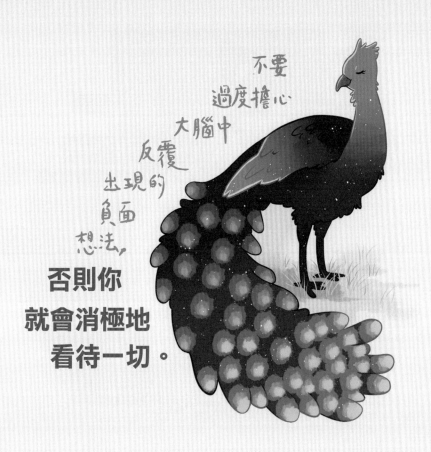

不要
過度擔心
大腦中
反覆
出現的
負面
想法,
**否則你
就會消極地
看待一切。**

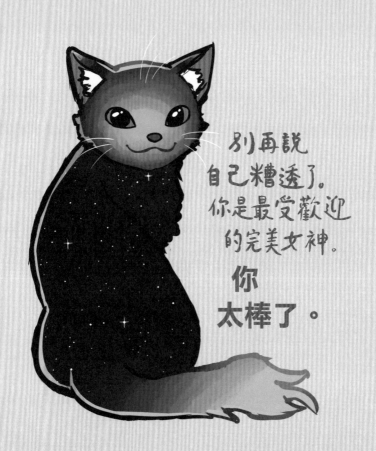

別再說
自己糟透了。
你是最受歡迎
的完美女神。
**你
太棒了。**

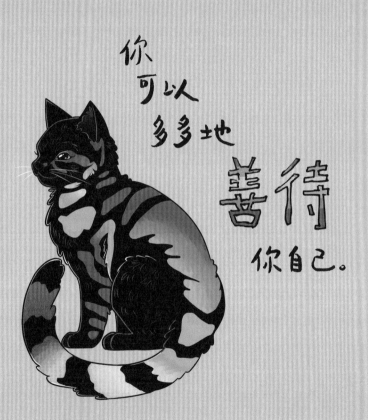

你可以多多地善待你自己。

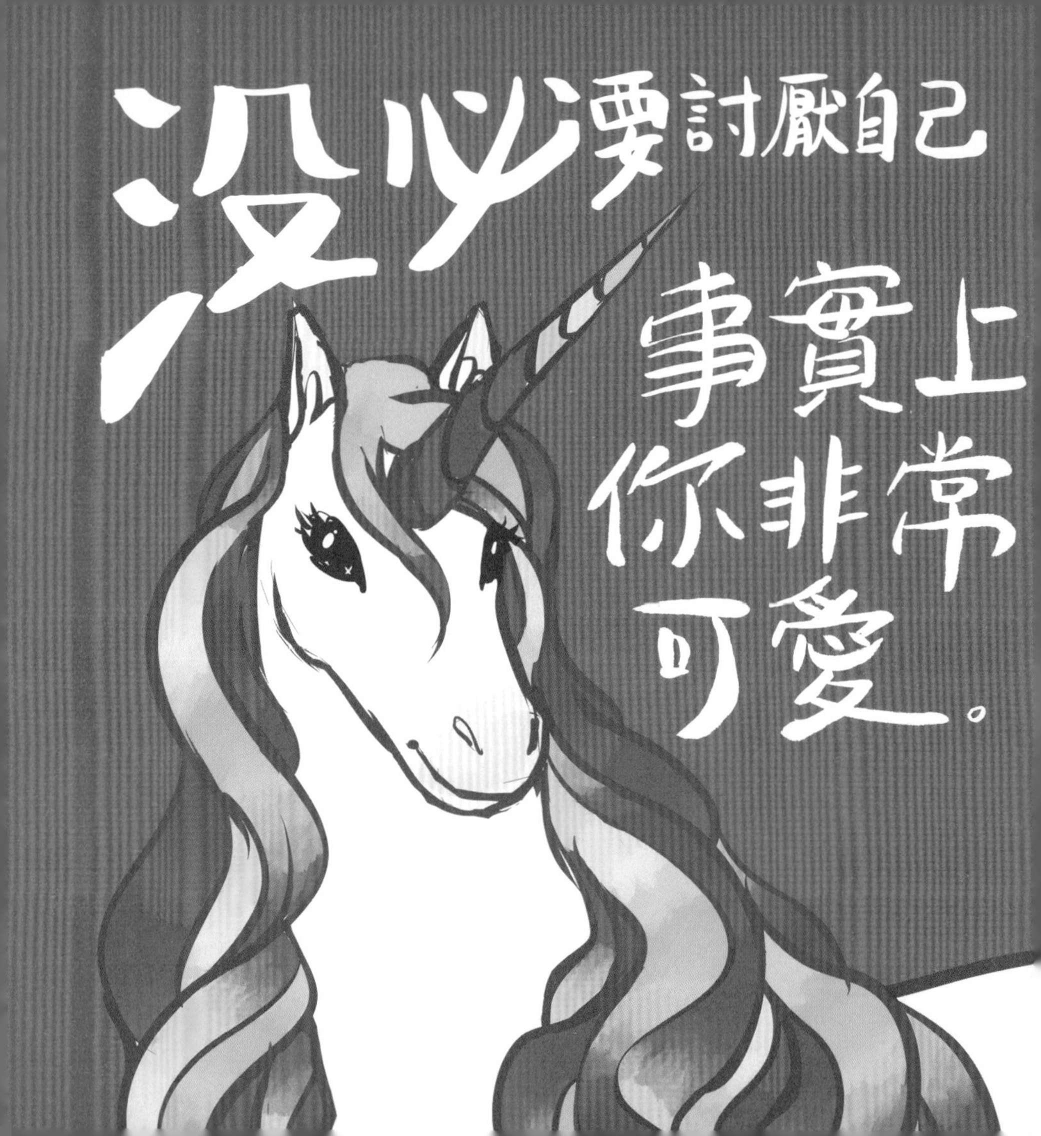
沒必要討厭自己
事實上
你非常
可愛。

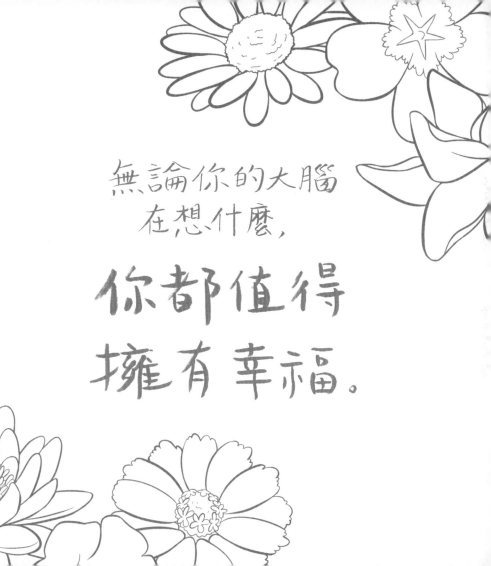

無論你的大腦
在想什麼,

你都值得

擁有幸福。

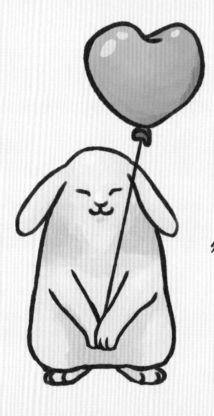

你
表現
得好極
了！

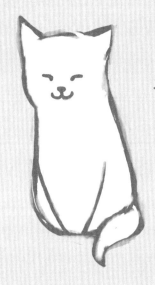

犯錯
没什麼大不了的,

這不會
使你成為
糟糕的人。

犯錯
不能抹殺
你的成功

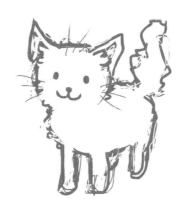

你無法
改變過去的事情,
不如專注於
怎麼努力
前進吧!

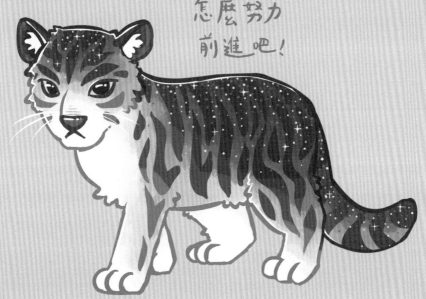

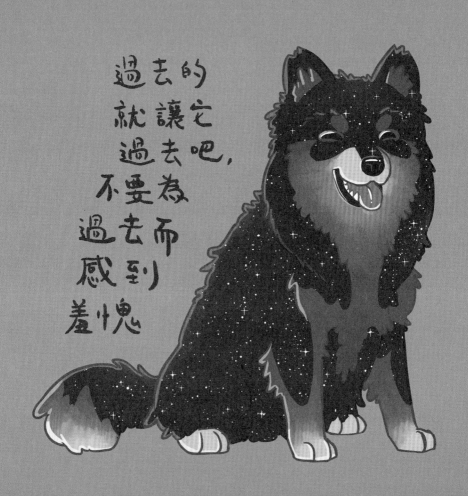

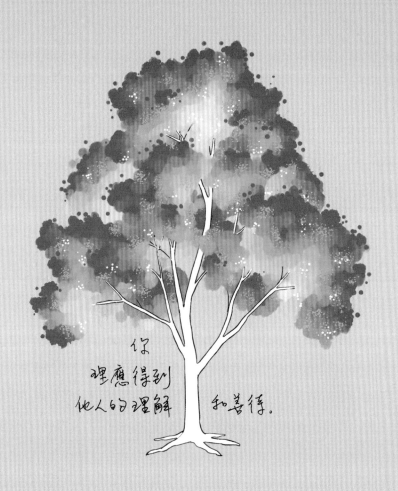

你
理應得到
他人的理解　　和善待。

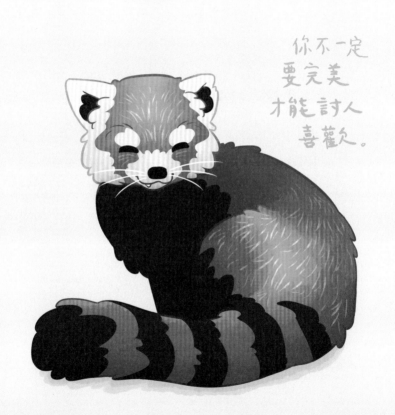

你不一定
要完美
才能討人
喜歡。

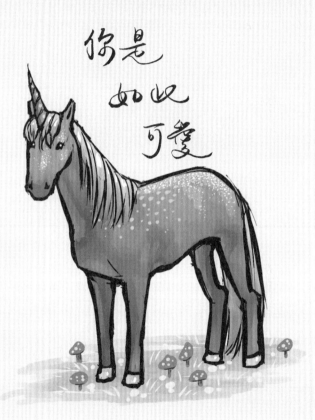

你是
如此
可愛

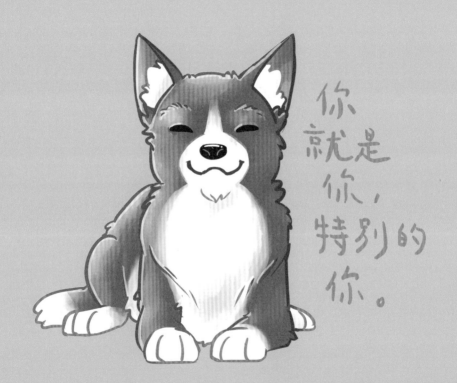

你就是你，特别的你。

請不要對自己這麼苛刻

你已經做得很棒了

你的價值
不是簡單的
數字可以
衡量
的。

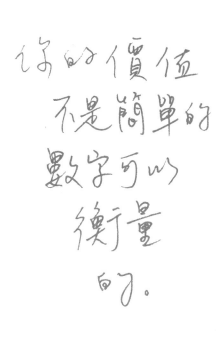

你像星星
一樣耀眼、
　　　漂亮、奪目。

或許
我們受過傷，
但身心依舊
完整無損。

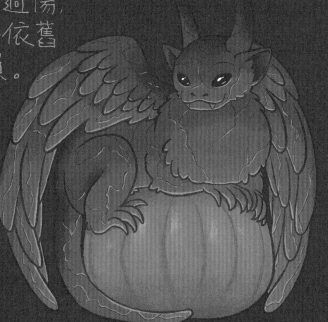

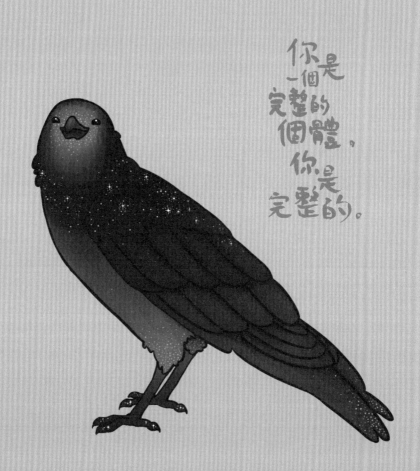

你是一個完整的個體，你是完整的。

那個
內心告訴你
"你不夠好"
的聲音
顯然
不是
你。

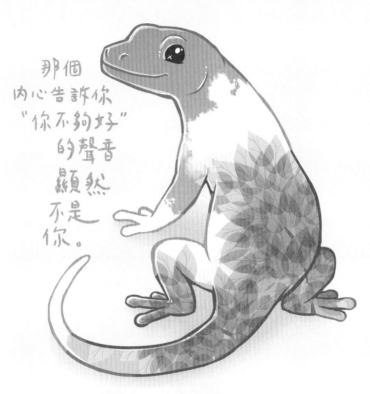

你太棒了。

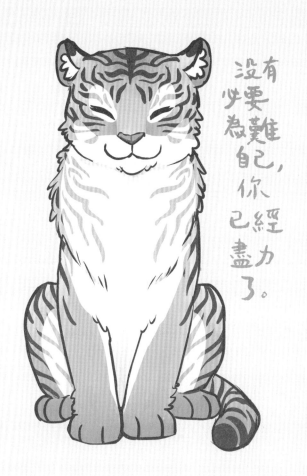

沒有必要為難自己，你已經盡力了。

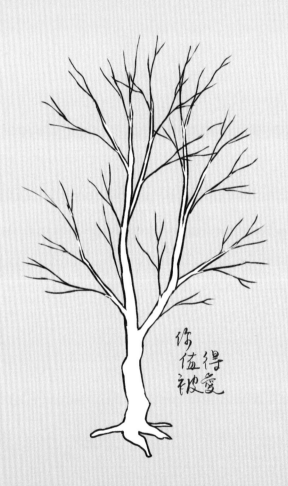

你值得被愛

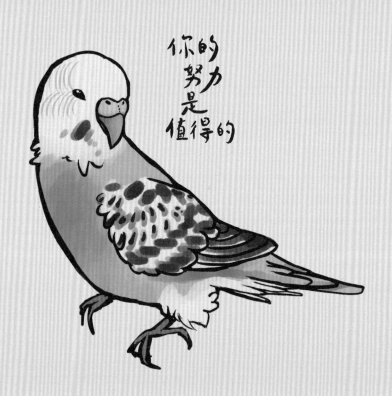

你的
努力
是
值得的

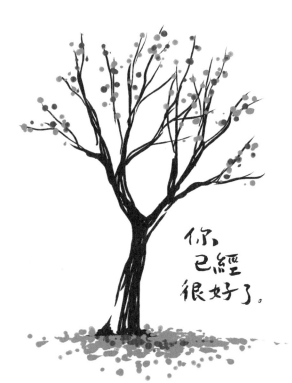

你
已經
很好了。

如果你因為厭惡自己而備感掙扎，我建議你嘗試運用以下這些曾經幫助過我的方法。

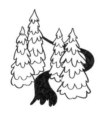

記錄進步
珍視前進的每一步。

暫時離開社交媒體
人們總希望你能夠關注他們想讓你看到的東西，而那些東西不一定都是真實的或有益的。

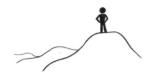

用積極的口頭禪
代替消極的自我對話
可以用 "我正在盡全力"
來代替 "我可能會失敗"
破解大腦的辦法。

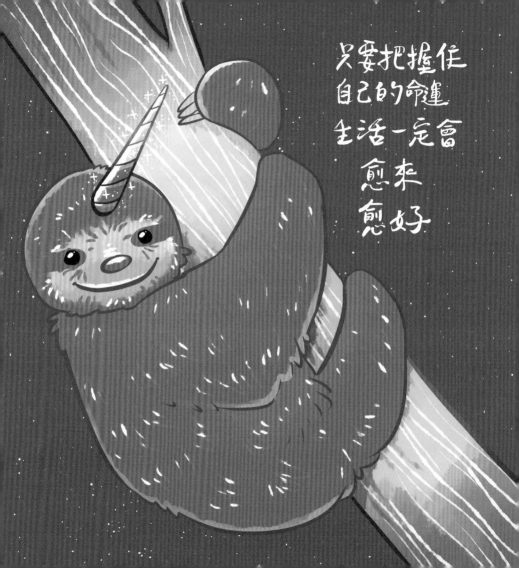

只要把握住
自己的命運
生活一定會
愈來
愈好

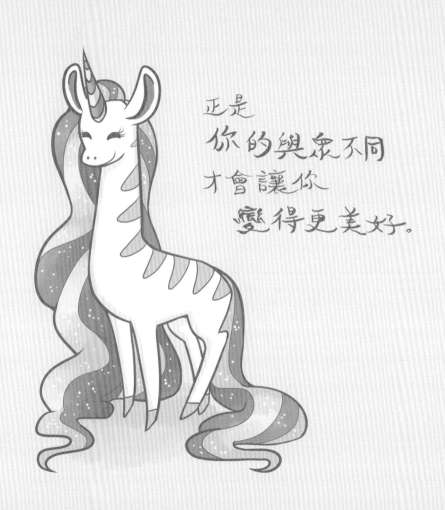

正是
你的與眾不同
才會讓你
　　變得更美好。

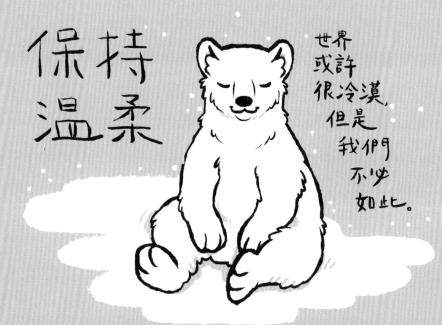

保持
溫柔

世界
或許
很冷漠,
但是
我們
不必
如此。

事情沒完成
也沒什麼
大不了，

每個人都一樣，

即便他們
假裝完成了。

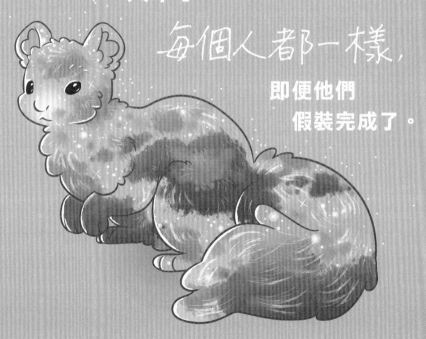

你可以
隨波逐流，
你可以
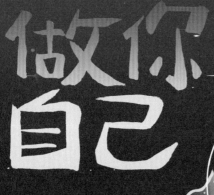
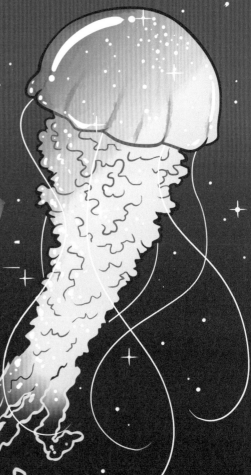

第四章
當我感到不知所措的時候

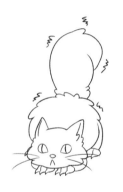

　　當你感到不知所措時，通常會伴隨著焦慮，對吧？它好像與焦慮症形影不離。

　　經過**多次**治療之後，我開始能夠慢慢地把某個情境逐步分解，而不是把它看成一個錯綜複雜的大難題。把情緒從情境中抽離出來，並客觀地看待事物確實很難。

　　感到不知所措時，我的應對技巧就是花時間思考一下想做什麼，然後朝著最容易理解的方向邁出一步，之後再老老實實地一遍一遍重複去做，這聽起來很簡單，但確實有效可行。

　　有時候我也要徵求他人的意見。我們偶爾都需要幫助，有時候需要的就是別人的觀點。

　　如果需要同時處理很多工作，你肯定覺得進行某個小步驟起不了多大的作用，尤其是完成一個小任務還要花費很多時間的情況下。

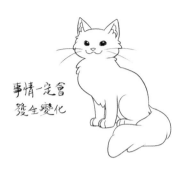

事情一定會
發生變化

事實上，進步是可以**累積**的。小步驟可以造就大成就。每當感到沮喪時，我就得提醒自己：如果我不嘗試的話，就將一事無成。你最近回顧過自己走了多遠嗎？我保證你一定在許多方面都取得了很大的進步。我敢打賭，你有很多從前覺得無法完成的事情現在都已經實現了。

另外，請不要把某些事情標記為**"不可能"**，例如"這個做不了，因為 _____"、"我知道我沒有能力做 _____"、"我不知道 _____ 怎麼做，所以就別試了"。這是一種抑鬱的症狀，經常伴有嚴重的焦慮感。你不知道自己到底能做什麼，這會讓你感覺自己簡直太愚蠢了。

【感到不知所措時，可以怎麼做呢？】

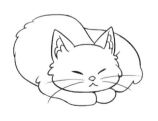

1. **停下來**，感受一下呼吸，讓心率回復到正常水準，如果需要的話，可以大哭一場。（說真的，這有很大的幫助）
2. 簡化：當前的整體目標是什麼？第一步是什麼？

3. 取消所有非必須做的事情：學會說 "不"，為自己和他人設立邊界，設置好自己的時間和重點。
4. 如果需要，稍作休息。我們都需要休息的時間，如果不給自己時間緩衝，你會把自己搞得筋疲力盡。
5. 認可自己的進步，給自己獎勵。

　　對我來說，重要的是不讓自己陷入焦慮和恐懼中。

　　我必須面對那些讓自己感到不安和不知所措的事情，坦然地應對挑戰，以此過上自己期待的生活。

　　不知所措表明我們正在努力，不知所措表明你不滿足於停滯不前，不知所措表明是時候做出改變了。

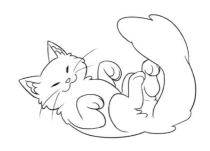

去嘗試吧！

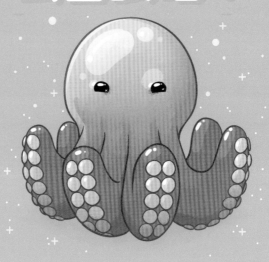

即便結果沒有昨天好，
也沒什麼大不了。

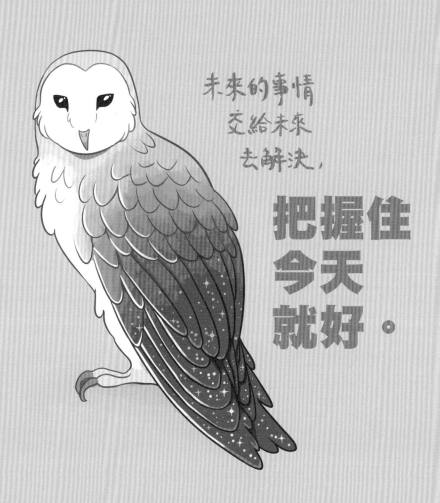

未來的事情
交給未來
去解決，

**把握住
今天
就好。**

你有能力。
你做得到。

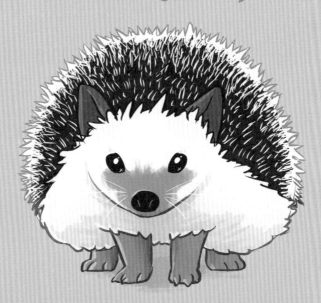

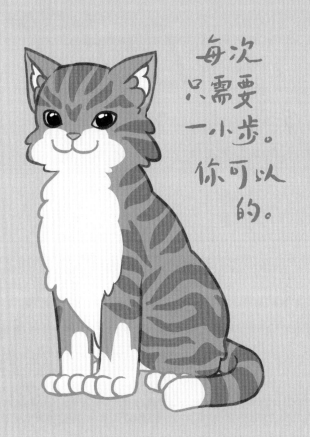

每次
只需要
一小步。
你可以
的。

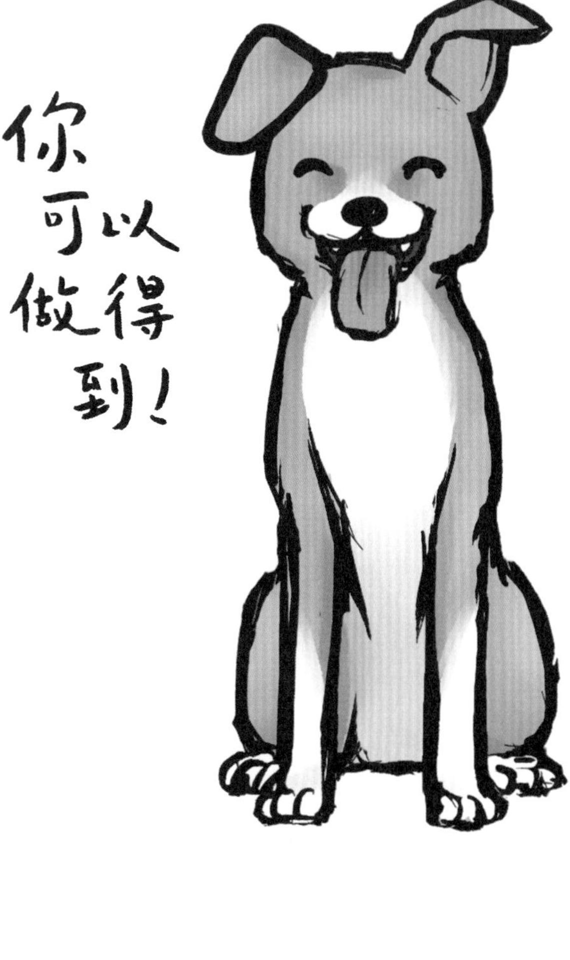
你可以做得到！

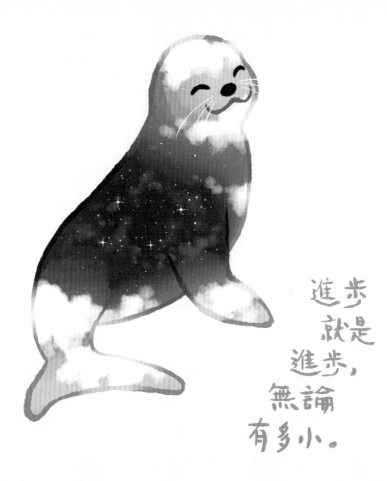

進步
就是
進步，
無論
有多小。

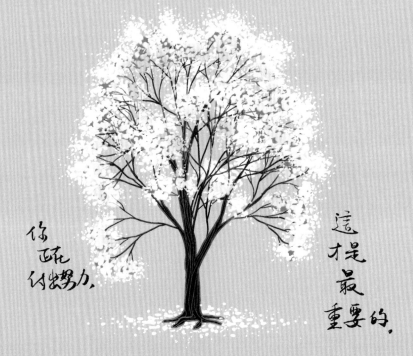

你疏
付出努力.

這
才是
最
重要的.

做你今天能做的，
就足夠了。

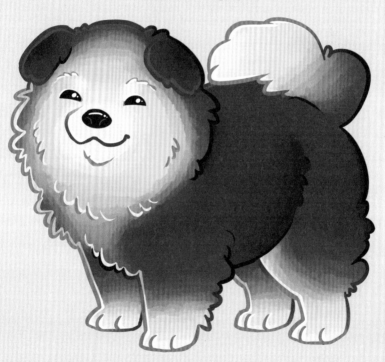

盡力了就好。

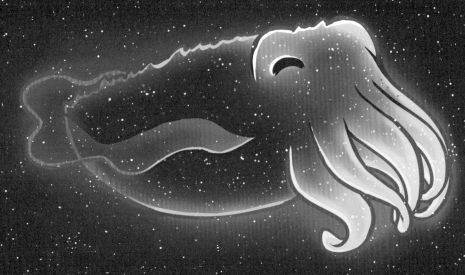

其他的會如你所願。

速度
快慢不重要，
向前走
就
對了

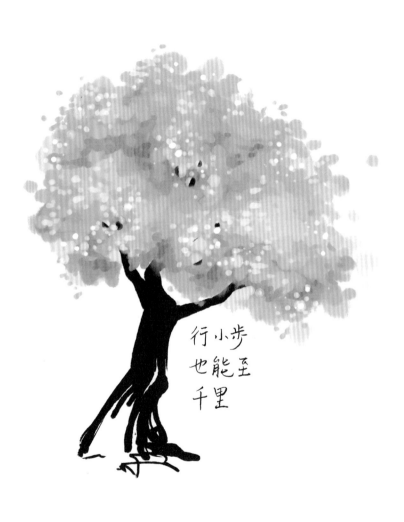

行小步
也能至
千里

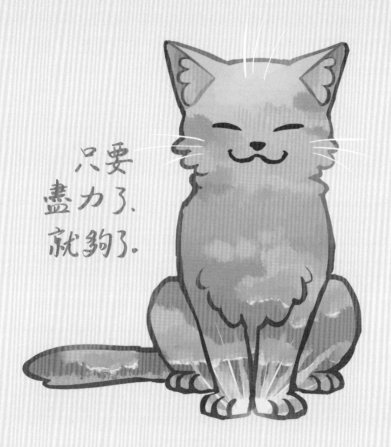

只要
盡力了,
就夠了.

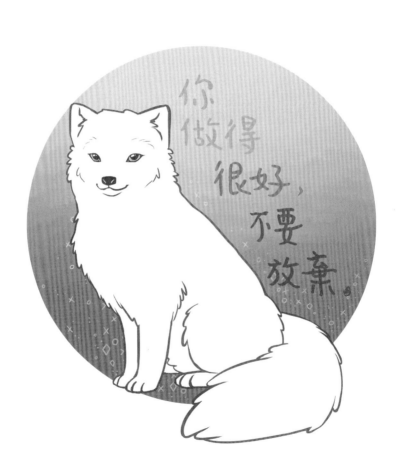

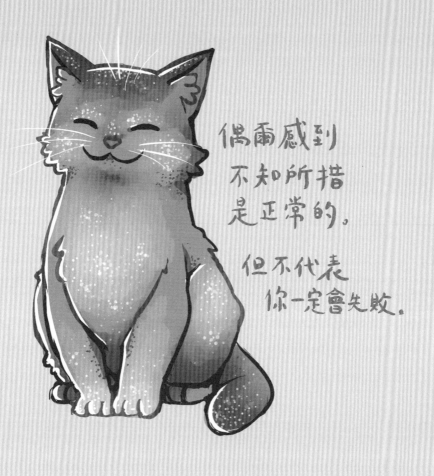

偶爾感到
不知所措
是正常的。

但不代表
你一定會失敗.

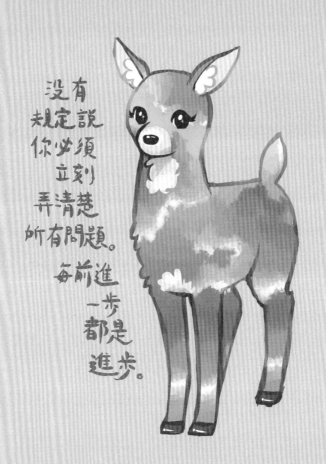

没有
规定说
你必须
立刻
弄清楚
所有問題。

每前進
一步
都是
進步。

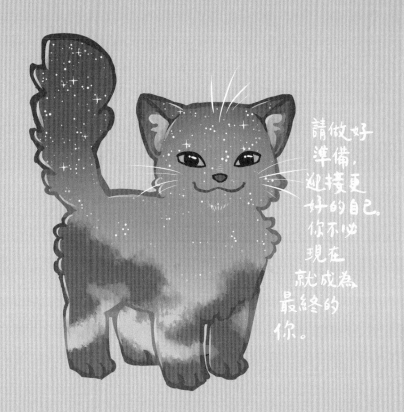

請做好準備，迎接更好的自己。你不必現在就成為最終的你。

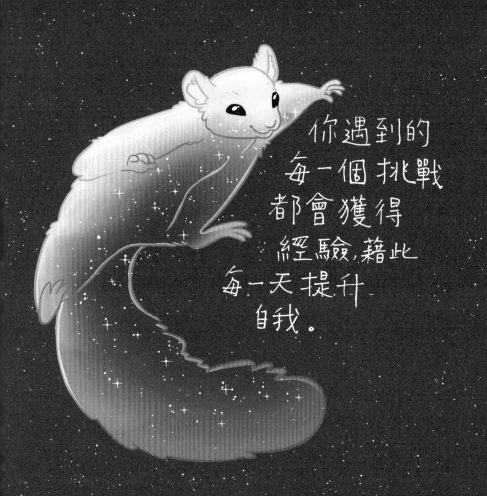

你遇到的
每一個挑戰
都會獲得
經驗,藉此
每一天提升
自我。

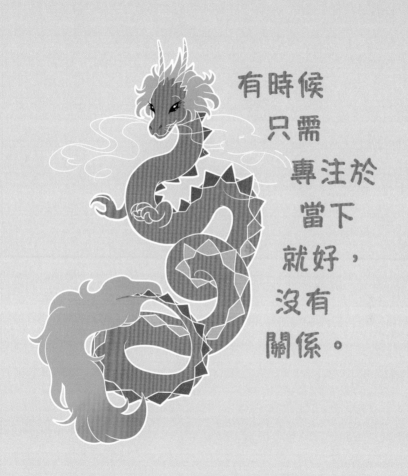

有時候
只需
專注於
當下
就好，
沒有
關係。

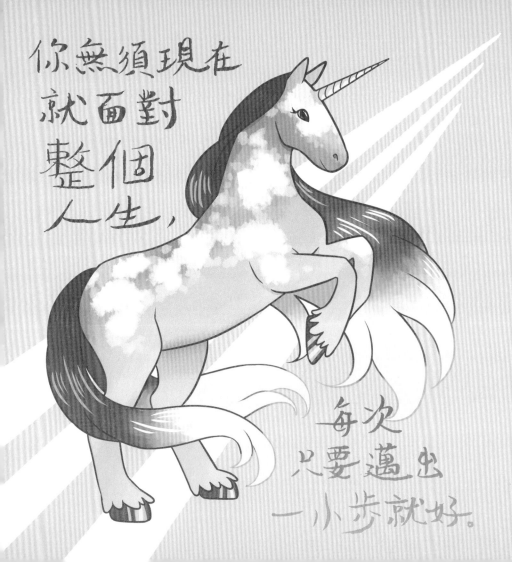

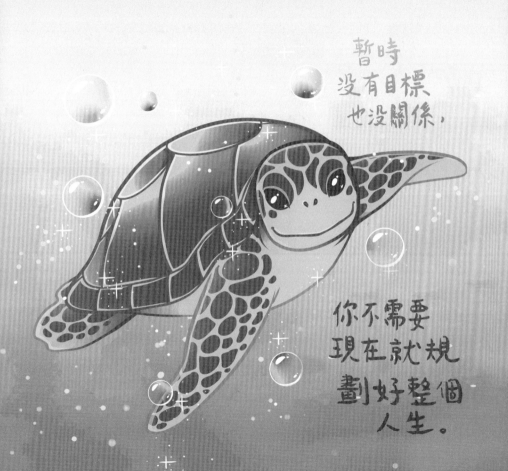

暫時
沒有目標
也沒關係,

你不需要
現在就規
劃好整個
人生。

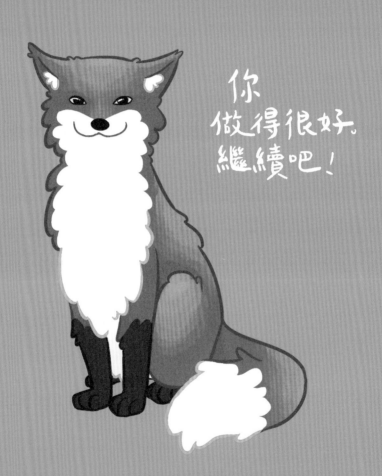

你
做得很好，
繼續吧！

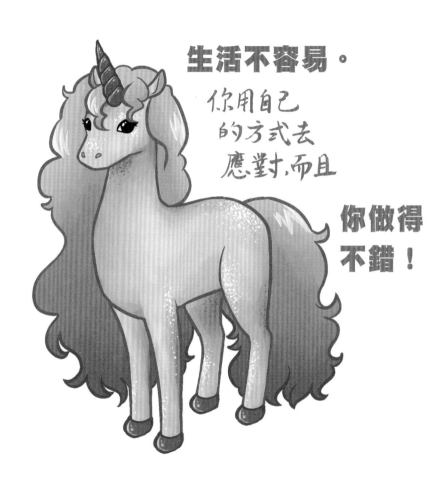

生活不容易。

你用自己
的方式去
應對,而且

你做得
不錯！

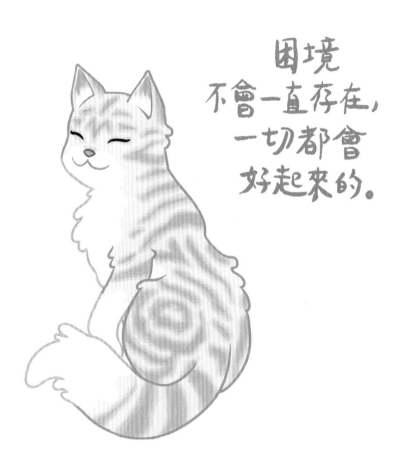

困境
不會一直存在,
一切都會
好起來的。

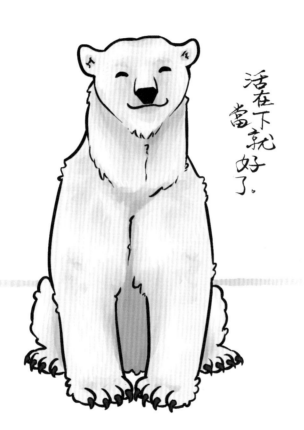

活在下當就好了。

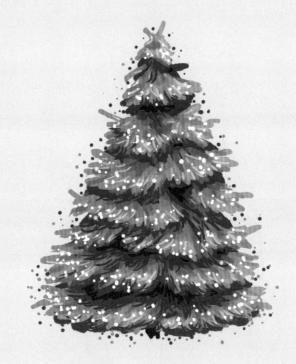

你的努力都有意義。

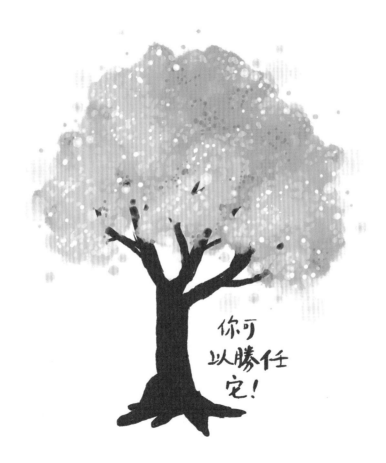

你可以勝任它！

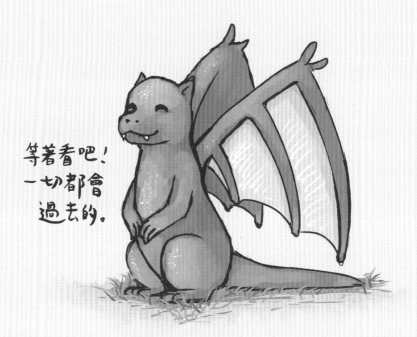

等著看吧！
一切都會
過去的。

如果你感到不知所措,並為此而掙扎,我建議你嘗試運用以下這些曾經幫助過我的方法。

盡己所能
不要追求完美,追求
你能做到的事情就好。

深呼吸
慢慢地呼吸,感受你的
肚子在上下起伏。

簡化
只專注於今天需要
完成的事情就好。

不管最終
要花多長時間，

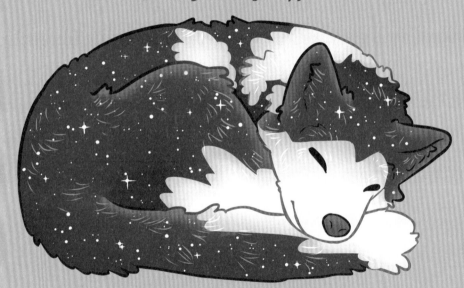

你需要給自己一些
時間來治癒。

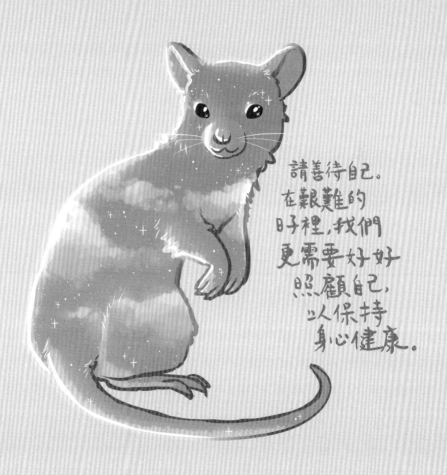

請善待自己。
在艱難的
日子裡,我們
更需要好好
照顧自己,
以保持
身心健康。

今天，
請記得給自己充電。

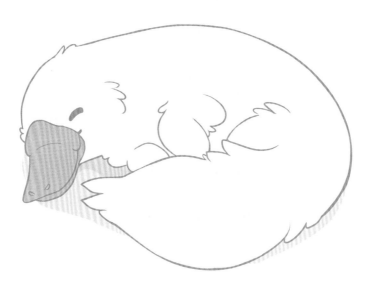

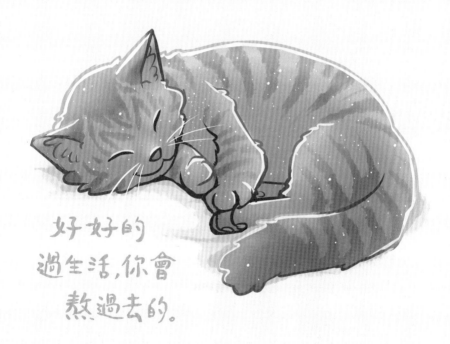

好好的
過生活,你會
熬過去的。

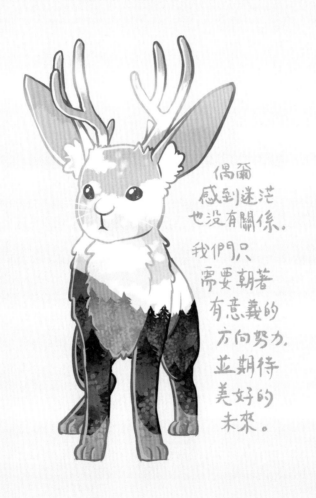

偶爾
感到迷茫
也沒有關係,

我們只
需要朝著
有意義的
方向努力,
並期待
美好的
未來。

你可以獨處。你可以
留多一點時間
給自己。

CHAPTER 5
第五章

當我感到絕望的時候

首先，感到絕望只是反常的大腦做出的不正常的事情，它像一個漏洞、一個小故障。

感到絕望的時候，我必須立刻提醒自己："你現在很沮喪，這就是抑鬱的症狀。" 這是一種隱形的情緒，讓人感到難以克服並完全深陷其中，覺得前方等待自己的只有痛苦。

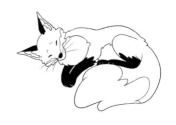

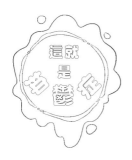

接受了多年的治療後我才意識到，感到絕望只代表我的精神防禦系統暫時失效，而我所有的應對技巧也不足以應付當下的挑戰。所以，絕望並不代表生活很糟糕或是問題無法解決。它只是大腦發出來的一種奇特的訊號，告訴我沒有好好照顧自己，此時需要尋找外界的幫助，與他人聯繫。

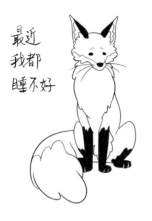

最近我都睡不好

【對我來說最重要的心理健康檢查清單】

1. 你休息好了嗎？
2. 你有好好吃飯嗎？
3. 你今天與他人聯繫過嗎？

　　如果以上任何一個答案為"否"，我就知道更需要好好地照顧自己了。這代表我的防禦能力下降了，很容易陷入嚴重的抑鬱狀態。

　　此時，你將花費一半的精力來照顧自己的大腦。

　　然而，對想法進行分類和排序並不能消除情緒的影響。如果你現在感到絕望，你要知道這種感覺一定會過去。每當你覺得對生活充滿絕望時，也會很快地重新擁有美好的時光。

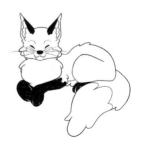

呼氣：請做深呼吸。

很多人都經歷過
你現在所面臨的情況。

你並不孤單，你像其他
人一樣強大。
你一定會順利度過難關

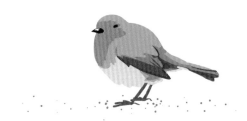

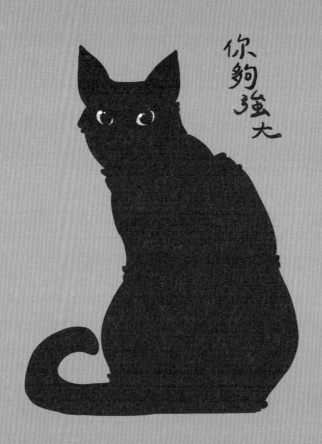

你
夠
強
大

別被沮喪矇騙了。

沒有
任何情況
是無法改變的。
沒有
任何情況
是絕望的。

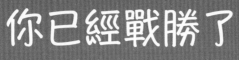

到目前為止，

你已經戰勝了

生命中的每一天。

你真的
認為今天
會被
打敗
嗎？

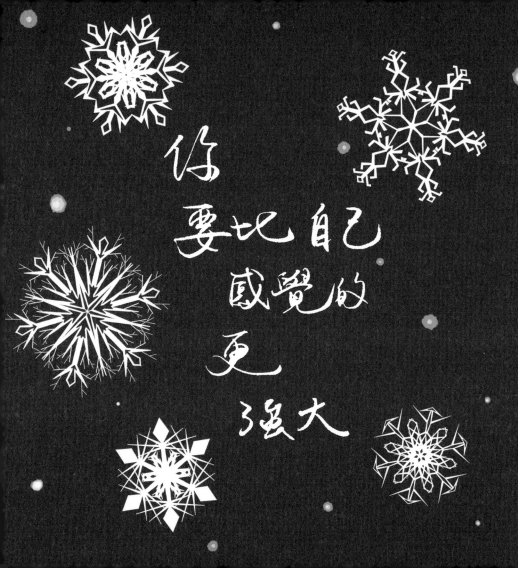

艱難的時光總會過去，
你一定會安然度過。

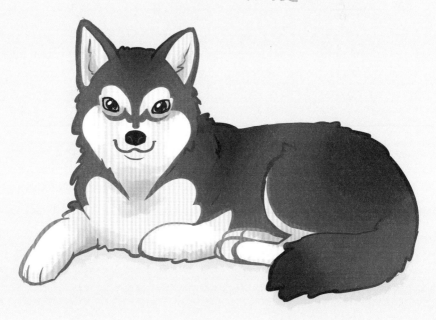

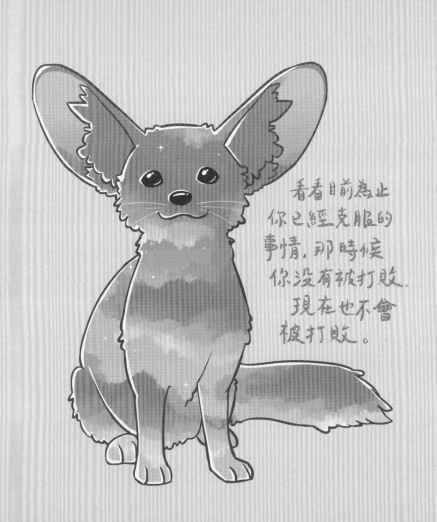

看看目前為止
你已經克服的
事情，那時候
你沒有被打敗，
現在也不會
被打敗。

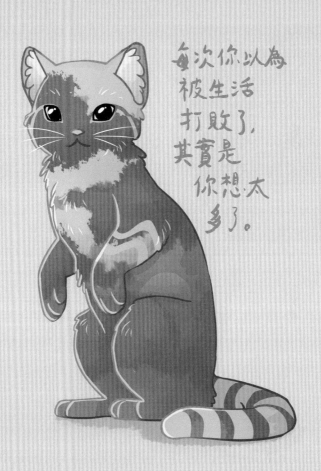

每次你以為
被生活
打敗了，
其實是
你想太
多了。

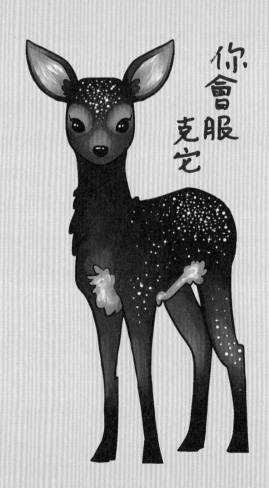

你會克服它

糟糕的一天
不代表
糟糕的人生
明天會
更好。

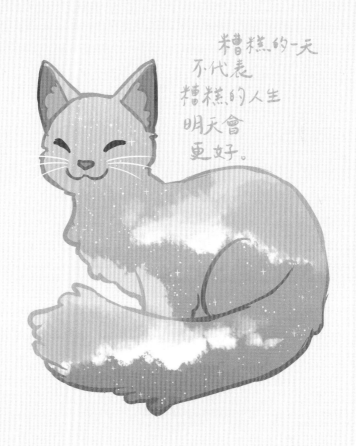

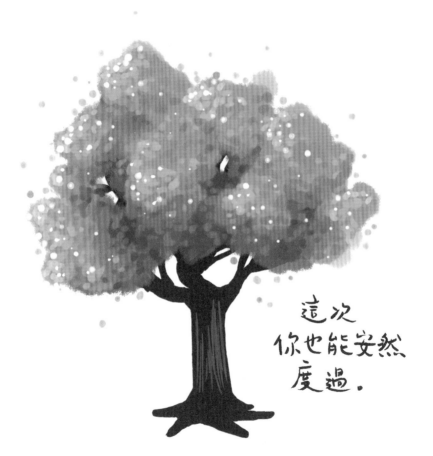

這次
你也能安然
度過.

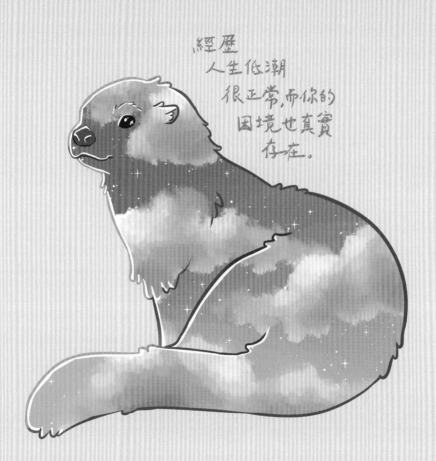

經歷
人生低潮
很正常,而你的
困境也真實
存在。

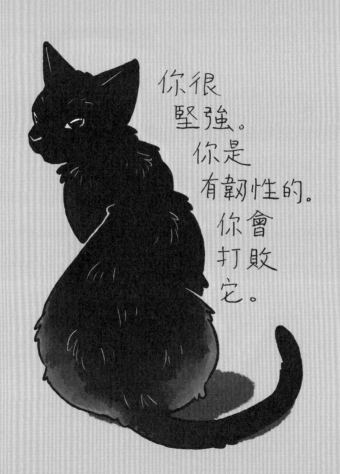

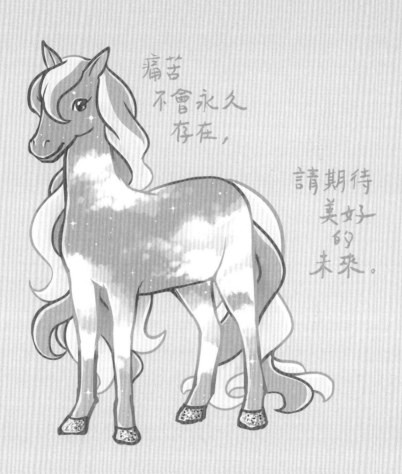

痛苦
不會永久
存在，

請期待
美好
的
未來。

春天一定會再來。

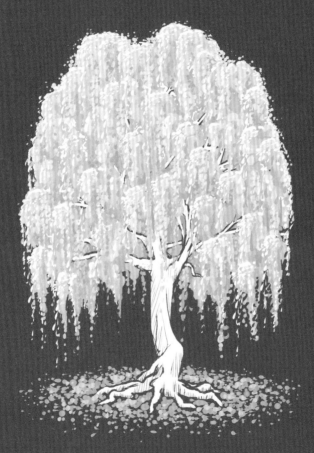

苦難不會永遠持續下去。

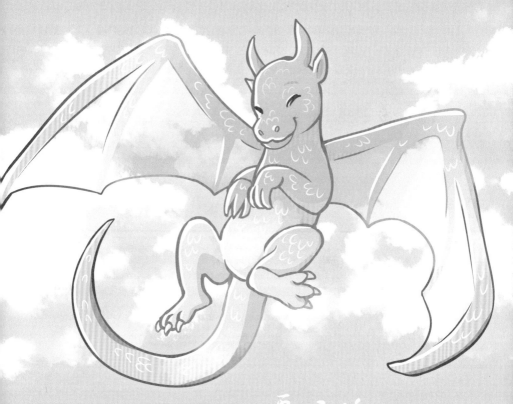

更好的
日子還在前面。

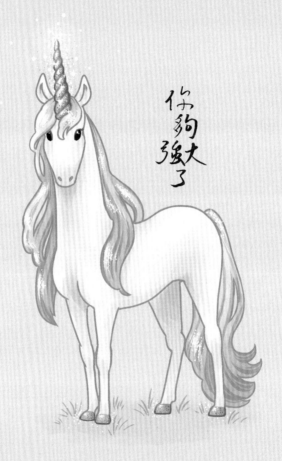

你夠強大了

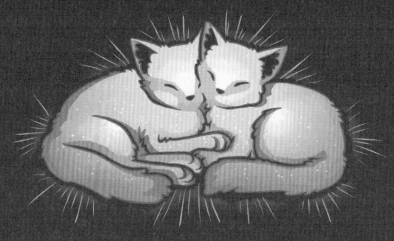

受傷和絕望
不一樣。

悲傷和疾病
都無法吞噬
我們內心的光芒。

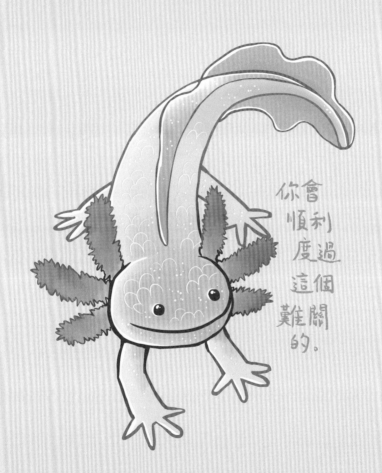

你會順利度過這個難關的。

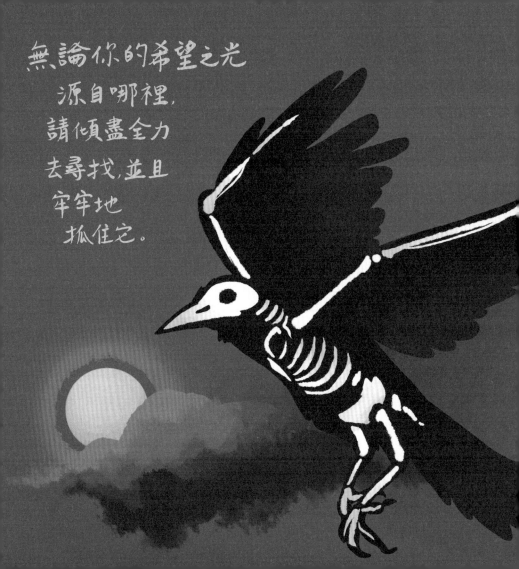

無論你的希望之光
　源自哪裡,
　請傾盡全力
　去尋找,並且
　牢牢地
　　抓住它。

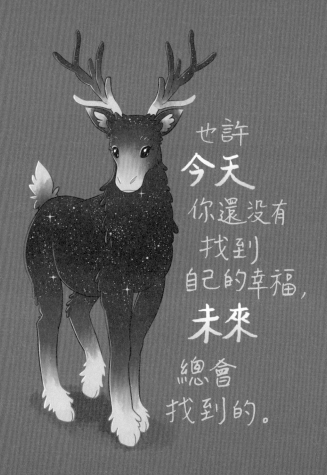

也許
今天
你還沒有
找到
自己的幸福，
未來
總會
找到的。

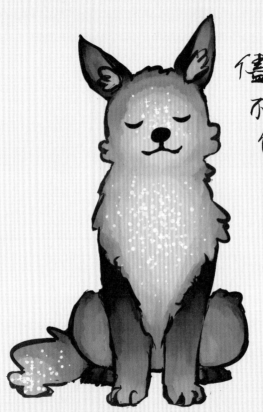

儘管也有
不順心的時，
但它們終會
結束。

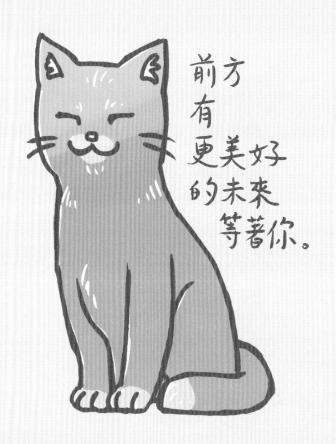

前方
有
更美好
的未來
　等著你。

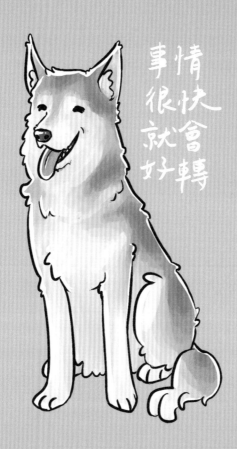

事情很快就會好轉

　　如果你感到絕望，我建議你嘗試運用以下這些曾經幫助過我的方法。

好好哭一場
大腦釋放的化學物質
有時會讓你感覺較好。

**不要試圖現在
就解決一切問題**
把度過當下作為
你的第一要務。

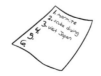

**列出你還沒有
嘗試過的事情**
嘗試新事物會給你
帶來全新的視角。

那些不尊重你的人，
也不配獲得你的尊重。

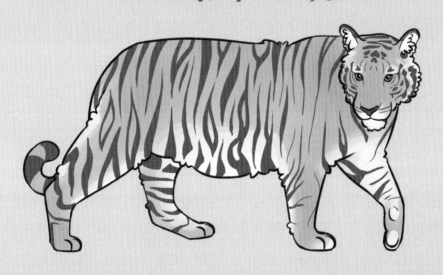

我無須為任何人做出改變，

除了自己。

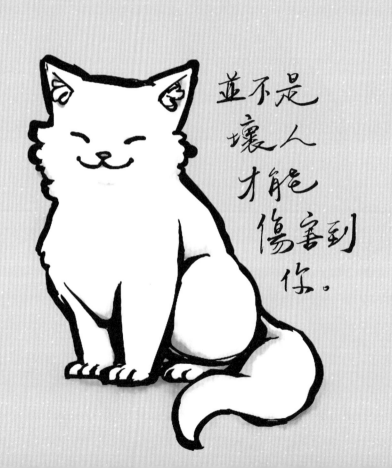

並不是壞人才能傷害到你。

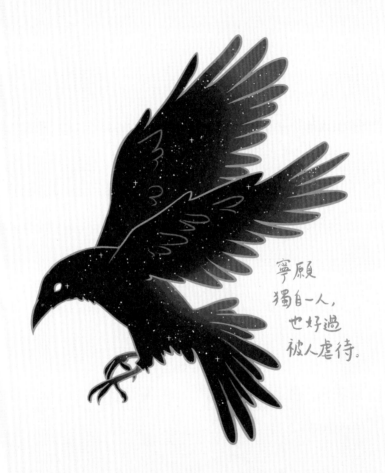

寧願
獨自一人，
也好過
被人虐待。

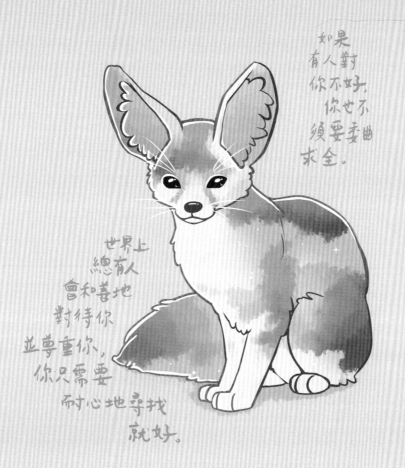

如果
有人對
你不好,
你也不
須要委曲
求全。

世界上
總有人
會和善地
對待你
並尊重你,
你只需要
耐心地尋找
就好。

CHAPTER 6

第六章

當我感到糟糕透頂的時候

如果閱讀這部分內容時，你正在經歷糟糕的感覺，我非常理解，因為我知道這種瀕臨崩潰的感覺，更知道情緒能夠再次回歸正常。

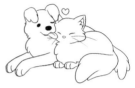

情緒陷入低谷時，通常會引發另外一個問題，但這不代表情況令人很絕望，也不意謂著你會永遠受困於這種情緒當中，當然，更不代表以後的生活將會越來越糟糕。

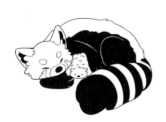

對我來說，情緒陷入低谷意謂著產生自殺的念頭（大腦中閃過自殺的想法或是大腦被自殺的想法佔據）。在我不知所措時，我通常會出現這樣的想法。但重要的是要知道這些情況是暫時的。雖然每次都覺得世界就要毀滅，大腦中充滿了痛苦的感覺，我無法感受到與他人的連結，感受不到他人的愛意，也絲毫沒有滿足感和安全感，但事實上，這些想法都是假象，是我的精神出現了問題，導致大腦無法正常工作。

我第一次產生自殺的念頭是在十三歲，好像大腦中一合成這種有害的化學物質，自殺的念頭馬上就會蹦出來。從青春期開始，儘管我的臉上小心翼翼地堆滿笑容，但我時不時總想結束自己的生命。

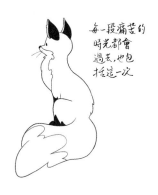

每一段痛苦的時光都會過去，也包括這一次

終於，我在十八歲時住院了。雖然這次醫院之行並沒有多大幫助，但也讓我有了一些不一樣的想法。我想結束自己的生命之前，至少要好好改變一下生活，真正嘗試過上我認為值得去過的生活。

每個人都需要找到讓自己繼續活下去的理由。對我而言，就是既不要傷害別人，又有一個讓自己享受其中的生活。或許我可以創建一個自己不想逃離的現實情境。

如果此時你正被自殺的念頭所困擾，請記住"活著"是你當前的首要任務，你需要尋找任何對你有幫助的辦法，可以與朋友坦誠溝通，使用聊天服務或是撥打熱線電話。從現在開始，請暫時擱置所有其他的任務和目標，以保證自己能夠繼續前進。

你值得擁有更好的明天！我保證，事情絕對不會像你想的那樣糟糕。

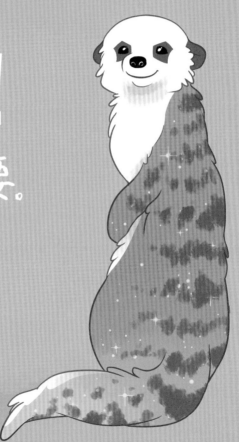

嘿！

你很重要。
有你真
好。

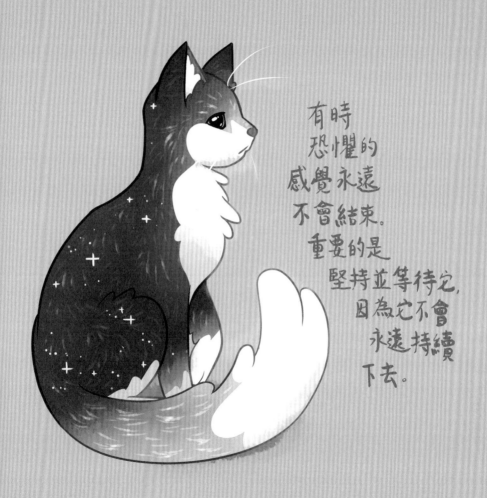

有時
恐懼的
感覺永遠
不會結束。
重要的是
堅持並等待它,
因為它不會
永遠持續
下去。

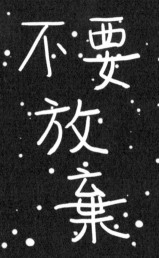

事情會過去的

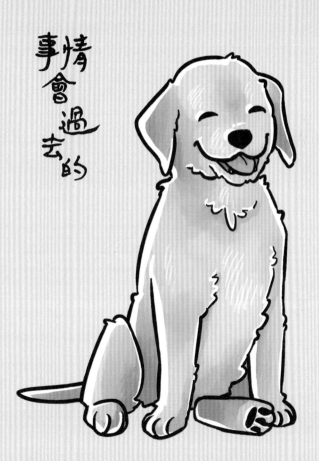

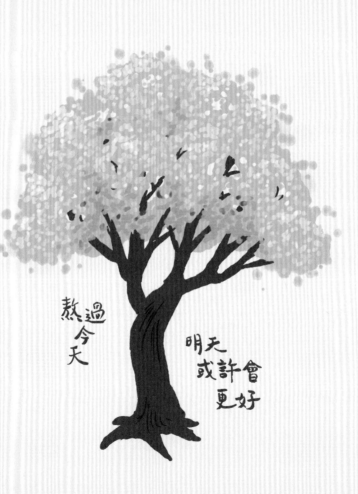

熬過今天

明天或許會更好

此刻
雖然艱難
但請珍惜生命,
因為它意義
非凡.

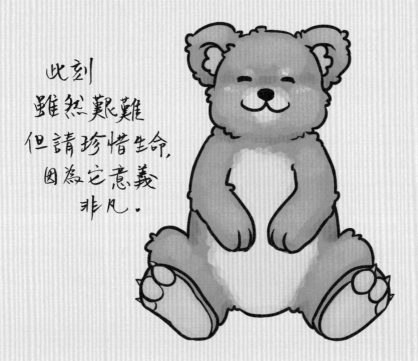

你
很重要。
你是
關鍵人物。

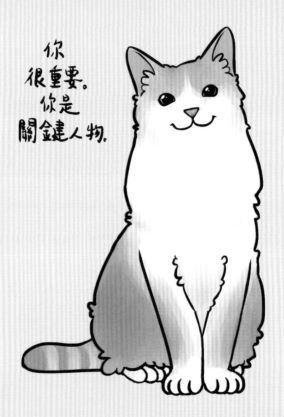

事情總在改變，
沒什麼是永久的。

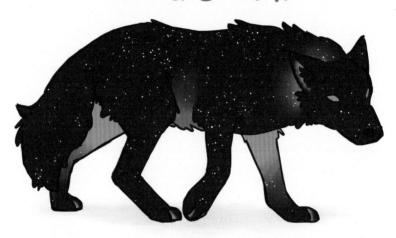

不要因為一時糟糕的狀況
而放棄自己的生命。

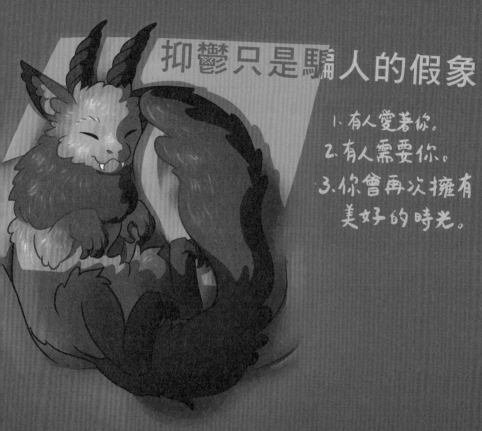

抑鬱只是騙人的假象。

1. 有人愛著你。
2. 有人需要你。
3. 你會再次擁有
   美好的時光。

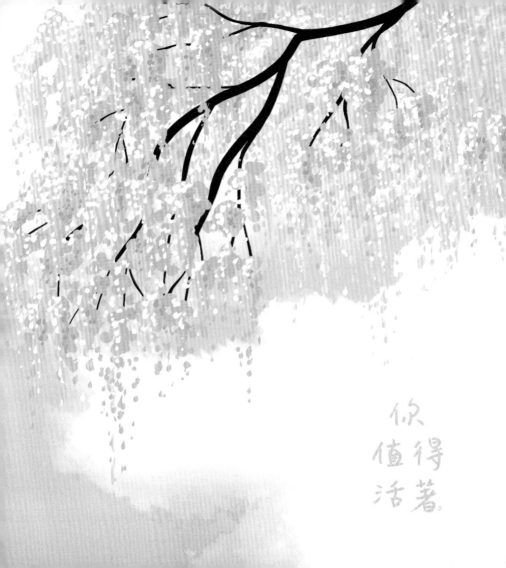

你
值得
活著。

没什麼是永久的。
一切都是短暫的，
包含痛苦。

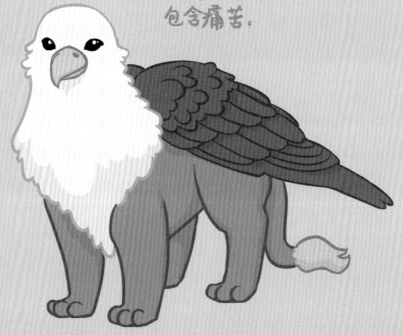

你一定會安然度過。

此時此刻真的很艱難，
但不代表事情沒有
轉機。

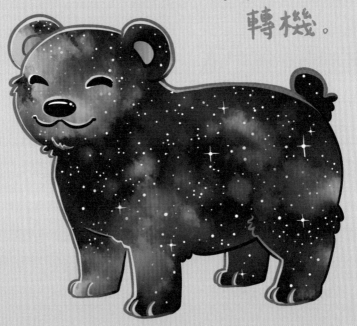

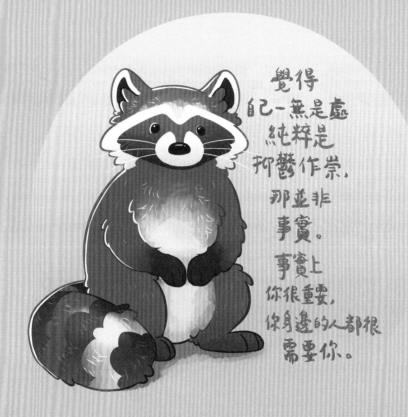

覺得
自己一無是處
純粹是
抑鬱作祟.
那並非
事實。
事實上
你很重要,
你身邊的人都很
需要你。

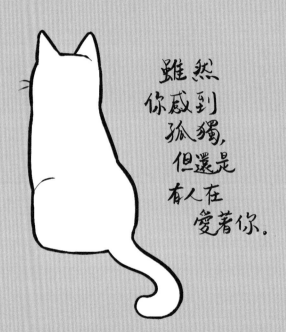

雖然
你感到
孤獨,
但還是
有人在
愛著你.

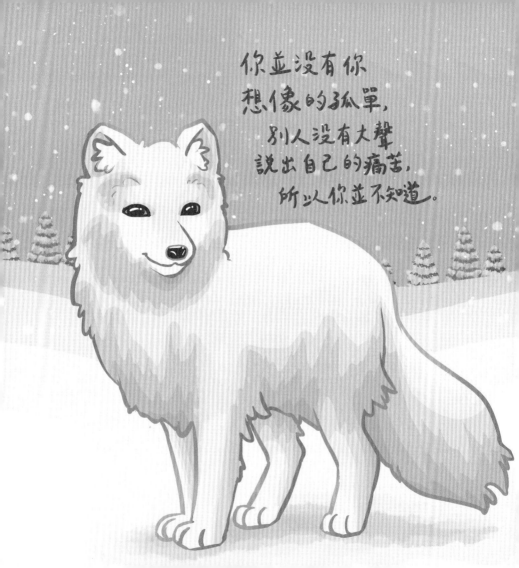

你並沒有你
想像的孤單，
　別人沒有大聲
　說出自己的痛苦，
　　所以你並不知道。

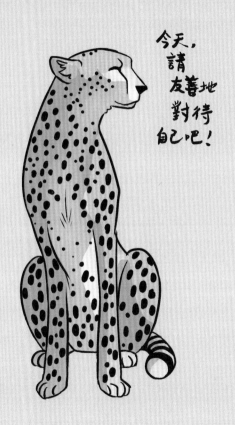

今天，
請友善地
對待
自己吧！

你確實非常可愛，別人也很需要你。

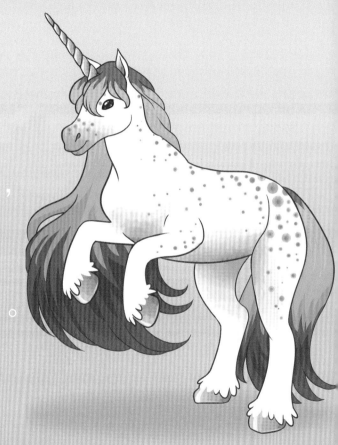

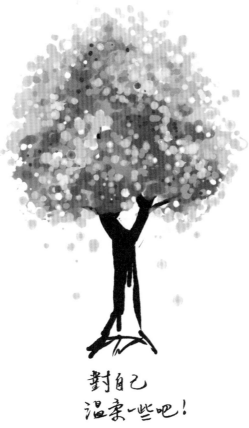

對自己
溫柔一些吧！

你是值得被呵護的

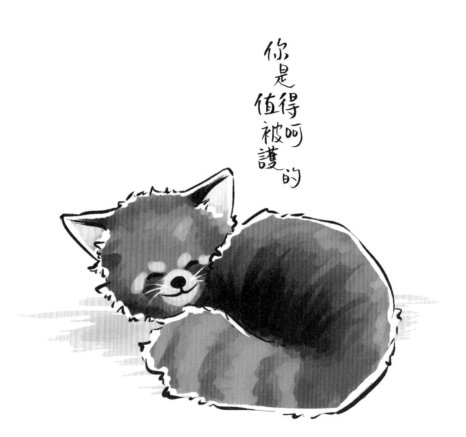

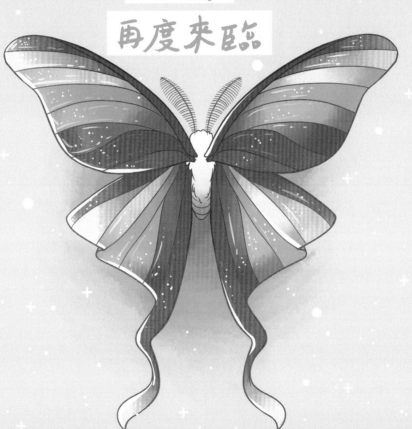

如果你正在被自殺的念頭折磨，我建議你嘗試運用以下這些曾經幫助過我的方法。

自我對話
做自己的辯護律師。

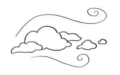

認真觀察
你自己的想法和感覺。

撫慰自己
像安慰朋友一樣安慰自己。

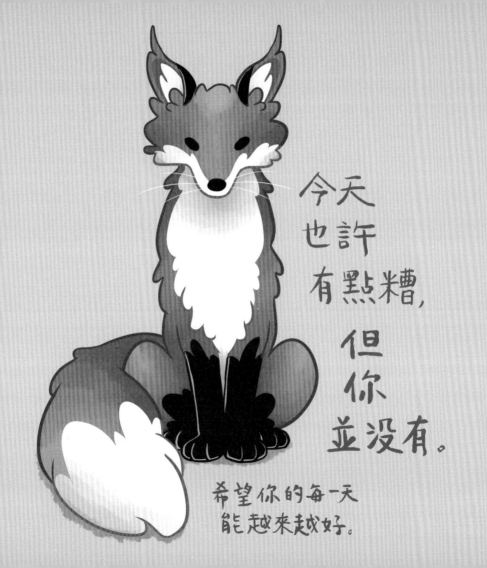

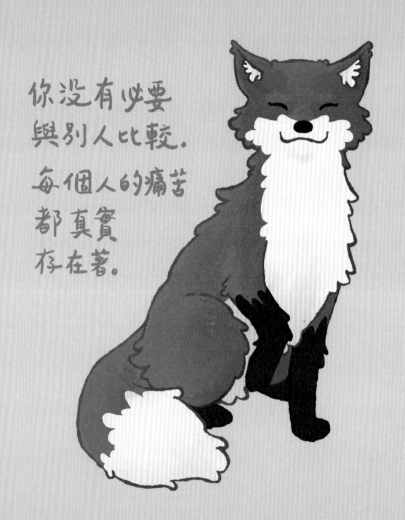

你沒有必要
與別人比較.
每個人的痛苦
都真實
存在著.

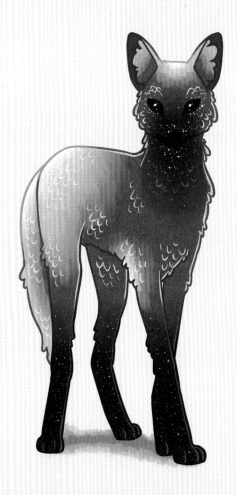

你
一定能
戰勝這
一切

你已經克服了重重險境。

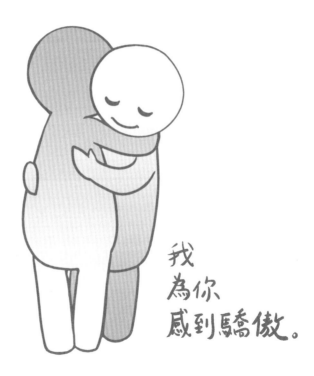

我
為你
感到驕傲。

結後

　　請記住，你的人生不是一連串的不幸或艱難的日子組成的，一個錯誤也不會搞砸你做過的所有事情。任何時候，只要你覺得有幫助，我想邀請你再仔細閱讀這本書，現在，它已經是你的應對工具箱裡的另一個工具。

　　如果你感到應對工具箱特別空虛，請參考以下這些建議，然後照顧好自己吧。

1. 點燃一些蠟燭或點亮一串閃爍的燈。
2. 堅持創作。不管是繪畫、烘焙還是寫作，或是給自己關心的人做一個愛心便當。
3. 整理或清掃特定的空間。
4. 泡澡或是洗個長時間的淋浴。
5. 請完成這個儀式：深呼吸、閉上眼、放鬆下巴、伸展四肢，然後大力吐氣。

我為自己畫了很多令人鼓舞的動物形象，如果恰好別人因此而得到安慰，這將讓我感到非常榮幸。歡迎你到我的社交平台留言分享你們的故事。

　　謝謝你持續地奮鬥下去，我會支持你。

　　祝好！

凱特・艾倫

關於凱特・艾倫

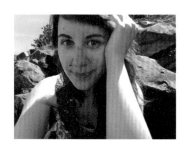

凱特・艾倫（Kate Allan）是一位作家、藝術家以及心理健康藝術部落格《最近的凱特》的作者。她將生活的考驗和磨難，用柔和撫慰的繪畫和鼓勵人心的文字表達出來。作為南加州的移居者，她喜歡任何明亮、毛茸茸的和五顏六色的東西，這從她的作品中也可以看出來。她是一名職業的設計師和插畫家，工作之餘，喜歡盡情享受加州的每一縷燦爛的陽光。

她的推特：@tlkateart
她的 IG：@thelatestkate
她的部落格網址：thelatestkate.tumblr.com
她的臉書：facebook.com/thelatestkate

YOU CAN DO ALL THINGS: DRAWINGS, AFFIRMATIONS AND
MINDFULNESS TO HELP WITH ANXIETY AND DEPRESSION by KATE
ALLAN
Copyright: © 2018 by KATE ALLAN
This edition arranged with Mango Publishing
through BIG APPLE AGENCY, INC., LABUAN, MALAYSIA.
Traditional Chinese edition copyright:
2022 Happiness Cultural, an imprint of Walkers Cultural Enterprise Ltd.
All rights reserved.

你一定做得到：用正念和繪畫緩解焦慮和憂鬱 / 凱特·艾倫 (Kate Allan) 著；李曉燕譯.
-- 初版 . -- 新北市 : 幸福文化出版社出版 : 遠足文化事業股份有限公司發行 , 2022.08
面 ；　公分 . -- (富能量 ; 41)
譯　自 ：You can do all things : drawings, affirmations and mindfulness to
help with anxiety and depression.
ISBN 978-626-7046-93-7(平裝)
1.CST: 憂鬱症 2.CST: 心理衛生 3.CST: 通俗作品

415.985   111008502

富能量 041

你一定做得到
用正念和繪畫緩解焦慮和憂鬱

作　　者：凱特・艾倫 (Kate Allan)
譯　　者：李曉燕
責任編輯：梁淑玲
封面、內頁設計：王氏研創藝術有限公司
手 寫 字：羅不群

出版總監：林麗文
副 總 編：梁淑玲、黃佳燕
主　　編：賴秉薇、蕭歆儀、高佩琳
行銷總監：祝子慧
行銷企畫：林彥伶、朱妍靜

社　　長：郭重興
發 行 人：曾大福
出　　版：幸福文化／遠足文化事業股份有限公司
地　　址：231 新北市新店區民權路 108-1 號 8 樓
網　　址：https://www.facebook.com/
　　　　　happinessbookrep/
電　　話：(02) 2218-1417
傳　　真：(02) 2218-8057

發　　行：遠足文化事業股份有限公司
地　　址：231 新北市新店區民權路 108-2 號 9 樓
電　　話：(02) 2218-1417
傳　　真：(02) 2218-1142
電　　郵：service@bookrep.com.tw
郵撥帳號：19504465
客服電話：0800-221-029
網　　址：www.bookrep.com.tw

法律顧問：華洋法律事務所　蘇文生律師
印　　刷：通南印刷有限公司
初版二刷：2023 年 6 月
定　　價：580 元